FABIO SALVATORE

A BRACCIA APERTE FRA LE NUVOLE

La notte della sofferenza, la grazia della fede

PIEMME incontri

www.nuoviorizzonti.org
www.cittadellacielo.com

www.damianopetrelli.it
www.mediamente.info
www.culpado.com

Per contattare l'Autore:
racconti@fabiosalvatore.com

I Edizione 2012

20145 Milano - Via Tiziano, 32
info@edizpiemme.it - www.edizpiemme.it

Stampa: Mondadori Printing S.p.A. - Stabilimento NSM - Cles (Trento)

Ai miei genitori.
A mio fratello Alessandro.
Certezza e fonte d'amore.

A Chiara, sorella di luce
e sentinella del mio cammino.

A Davide, fratello oltre il sangue,
raggio inesauribile di vita.

A Martina, che mi ha donato
un battito segreto del suo cuore.

Prologo

Perché permetti alle avversità di spegnere i tuoi sogni? Solo chi sa continuare a sognare, a credere, a sperare contro ogni speranza può vivere la vita in pienezza!

CHIARA AMIRANTE

Una mano sul cuore. I battiti risuonano forte nel petto. Gli occhi, accesi di luce, gridano vita. Il chiarore del mattino filtra dalla finestra di un bagno d'ospedale. Mattonelle lucide, sbrecciate in alcuni angoli, rotoli di carta accumulati dietro la porta, vaschette e un cesto per i rifiuti, odore di disinfettante e di umori che richiamano la vita, il grembo materno, l'origine di tutto.

«Ho vent'anni e un cancro.»

Sono vivo.

Emerso da un lungo sonno artificiale senza emozioni. Ore mute in cui il corpo è stato aperto, frugato, ricucito. Il germe seminato dallo Scarafaggio ha incontrato mani abili a riconoscerne trucchi e inganni, capaci di liberare cellule e tessuti da un veleno che sa di morte. Ventiquattro ore fa ero steso su un tavolo operatorio duro, freddo, a lottare per il futuro. Le lancette di un orologio vitale hanno compiuto un giro completo e ora sono in piedi. Impedito dai drenaggi, debole e stanco, ma dritto sulle gambe. Con un'incoscienza che sgorga dalla passione per la vita, mi sono alzato dal letto, ho staccato tutti i drenaggi per cercare un bagno. Ho sfidato la paura per provare a me stesso che il cancro non ha vinto.

Brividi.

Ho appena subìto l'asportazione della tiroide e del carcinoma che le si era avviluppato attorno come un involucro di tela di ragno. A soffocare la vita e il respiro. Cinque ore di intervento, una lotta come una brutale partita a scacchi, in cui la posta in palio sono i battiti del cuore. Ho i drenaggi nelle mani. Stringo le sacche con il mio sangue. È scuro, denso, è la vita che non smette di scorrere.

La voglio da pazzi questa vita.

Tutto in me grida la forza di un'anima che ama e spera. Mi sono messo in piedi e ho percorso corridoi che mi sembravano infiniti. Incrociando occhi cerchiati ma non vinti, di malati in guerra contro il male e di infermieri coraggiosi, consapevoli della fatica. Ho raggiunto la porta del bagno e l'ho richiusa alle spalle. Nello specchio pulito ho incontrato lo sguardo di un uomo diverso dal ragazzo che si era addormentato in sala operatoria. Provato e fragile, ma illuminato dalla carezza viva dell'anima. Ho aperto la giacca del pigiama e ho guardato le bende sulla ferita. A poco a poco ho sollevato gli strati di garza, a uno a uno, tirando il fiato. Il cerotto tendeva la pelle fragile, un contorno arrossato delimitava il taglio, ricucito da grossi punti di filo scuro. Con il cuore in gola ho guardato la carne color sangue, il gonfiore da cui lo Scarafaggio era stato strappato via.

Via da me, dai miei sogni, dagli affetti più cari.

La ferita è sotto i miei occhi, l'osservo. I punti e le *ciappe* che la chiudono. Vedo il sangue. Sangue sul collo, sangue nelle mani. Il mio sangue. Nella mente un velo bianco a cancellare i pensieri, come un automa rimetto le garze e le bende al loro posto, frettolosamente, come se quell'atto di scoperta non fosse mai avvenuto. Chiudo la giacca del pigiama. Riprendo i drenaggi che ho poggiato sul lavabo. Apro la porta del bagno.

Sono nel corridoio del quarto piano dell'ospedale Sant'Orsola di Bologna. Lo guardo in profondità. Poi la vedo. Incrocio lo sguardo di mia madre. Corre, si allunga verso di me, mi abbraccia e nel cuore scorrono le parole di Maria, piegata accanto a Suo figlio, caduto sotto il peso della croce: «Io sono qui». È la condivisione, la stretta d'amore, è il dolore materno. Piangiamo l'uno fra le braccia dell'altro.

Io e mamma.

Nell'anima risuonano le parole di vita del Cristo: «Vedi, Madre, io faccio nuove tutte le cose».

Un soffio di libertà. Un anelito di grazia.

Ho vinto la prima battaglia di una guerra estenuante che mi stravolgerà la vita, facendomi incontrare il perdono e la pace.

Chiudo gli occhi. Li riapro. Sono gonfi di lacrime.

Le emozioni del passato sono vive come l'immagine di quella ferita appena cucita. Ma sono passati tredici anni. E ora sono qui, sulla spiaggia dei miei ricordi.

Tredici lunghi anni. Tredici anni di infiniti silenzi. Tredici anni di dolore e sofferenze. Tredici anni di paure. Tredici anni di preghiere. Tredici anni di solitudini e incontri. Tredici anni di pelle strappata e cicatrici sul cuore. Tredici anni in cui i *se* sono diventati i *perché.*

Eccomi qua. Fermo. Immobile.
Con gli occhi aperti e l'anima in ascolto.
Il mare a perdita d'occhio.

Il suono del mare, la carezza del mare; la forza, la paura del mare.

Oggi è in tempesta e il vento mi scompiglia i capelli, sporcandomi il volto di sabbia e salsedine. Sono qui, seduto, con l'umido della spiaggia che penetra nel corpo. Guardo le nuvole che fuggono e ritornano. Mi scoprono e mi adombrano. È come la vita. Tutto corre e scorre. È come l'anima tinteggiata di mille colori. Come la mente che non si ferma mai, attraversata da pensieri inafferrabili che si susseguono attimo dopo attimo.

Eccomi qua.

La spiaggia dei sogni. Mi guardo attorno. Non è cambiato nulla. I suoi profumi, i suoi colori, i suoi profondi ricordi.

Quanti ricordi!

Il giorno che ho scoperto l'amore, ero qui con Rossana a parlare di noi e a bagnare di gioia le nostre labbra. Quando il cancro mi ha trovato, ero solo a piangere per i sogni e per il futuro, senza sapere, nel tempo, cosa lo Scarafaggio avrebbe fatto di me.

Dopo la fine della prima radio iodio terapia, venni qui a pormi mille perché, infinite domande senza risposte rimbalzarono nella mente, riuscendo a suscitare vibranti sensazioni ed emozioni.

Il giorno che Rossana è andata via, lasciandomi, ero su questa spiaggia a piangere, piegato sulle ginocchia, e quelle lacrime mi trafiggevano l'anima perché mi sentivo smarrito e perso.

Se ci penso.

Ho voluto perderla e lasciarla scivolare via da me. A volte si crede di saper amare mentre, invece, non si è neppure in grado di sentire la voce del cuore.

Il giorno che ho incontrato Ilaria, sono venuto qui, felice, perché pensavo che sarei riuscito a slacciare il cuore e a vivere con pienezza l'amore. Ma, all'improvviso, quel cuore è diventato insensibile, umiliando la sua anima, senza che riuscissi a capire il perché e mal sopportando quel sentimento.

Quando hanno ucciso papà sono tornato su questa battigia. Fermo, pallido, tremante. D'improvviso mi sono alzato in piedi e ho lanciato un urlo di dolore che, tuttora, mi squarcia il petto, mentre la solitudine e l'assenza lacerano la vita, giorno dopo giorno.

Ero qui, quando Emanuele, amico di terapie e sofferenze, fratello di rinascita e Resurrezione, è nato in cielo. Più solo, a chiedermi il perché, correndo lungo questa riva e sporcandomi di sabbia e acqua, senza sentire il calore o il gelo del mare d'inverno.

Oggi, eccomi ancora sulla spiaggia del sogno, dopo mesi di infinita solitudine e lontananza da me e dal cuore. Se non fosse stato per la Mamma Celeste, non so se avrei potuto essere di nuovo qui. Felice, in pace, con la voglia di vivere e di rivestire d'amore l'esistenza.

Sono un uomo fortunato, sì, perché ho incontrato lo Scarafaggio ma mai la morte, anche se, tante volte, ho attraversato le tenebre del dolore. Poi è arrivata lei, l'Eccomi, la Grande Madre, e tutto è tornato a risplendere di gioia. Dentro e fuori di me.

Sì, Madre, senza di Te, senza quel cammino fatto di lacrime e sudore, oggi non sarei qui a scrivere queste pagine di luce e di speranza.

Sì, Madre, voglio essere testimone del tempo e della vita.

Sì, Madre, sono qui, a nudo, felicemente me stesso, lontano dai lacci che mi imbrigliavano, il cuore e l'anima.

Non sono più muto, né sordo, Madre, ho scelto la via della libertà che sa accogliere, sognare, amare. Dipingendo di mille sfumature il cielo della vita.

Sono appena tornato a casa, dopo aver trascorso molti giorni nella terra baciata da Maria.

Medjugorje.

Chi lo avrebbe mai detto? Un cuore risanato, fatto di carne e passione, nuove scelte di vita e catene spezzate, la voglia di proseguire nel cammino della fede e della speranza. Guardo il mare e penso a quei giorni come a un flusso di piccole onde che si infrangono dentro di me. Sono stati momenti intensi, di rinascita. Attimi in cui, all'improvviso, l'esistenza ha mutato il suo sguardo, scorgendo, per la prima volta, un cielo fatto di luce e di stelle.

È proprio vero: scendere in profondità nello spirito significa essere pronti a non sapere cosa accadrà, risalendo le pareti della vita. Oggi sono più vivo che mai, con l'anima dipinta di mille colori, un corpo puntellato di dolori e con il cancro, dietro l'angolo, che vuol riprendersi la scena, travolgendo ogni mio punto di vista. Avverto lo Scarafaggio in perenne movimento, mentre cerca di ricrearsi i suoi spazi, nuovi raggi d'azione, esponendomi a una continua precarietà.

Prendo il Rosario che ho nella tasca dei jeans.
Ha i colori della pace.
Lo porto sempre con me.

Me lo ha regalato un ragazzo di Napoli che vive i suoi giorni in un carcere minorile. Quel gesto, così raro e prezioso con cui ha voluto donarmi qualcosa di sé, mi ha segnato l'anima e, ogni volta che sfioro i grani, sento le sue mani che si stringono attorno alle mie con intensità.

Guardo il Rosario.
Lo recito.

Penso a Maria e a tutti i doni con cui la Mamma Celeste ha arricchito la mia permanenza in Bosnia. Un'infinità di mutamenti di direzione, e di emozioni inaspettate, hanno risvegliato una luce nuova nei miei occhi.

Ho scelto l'amore unico e intenso per Gesù. Ho voluto consapevolmente viverlo, senza chiudere le porte alla Sua chiamata, accogliendo qualunque eventualità si apra nella mia esistenza.

Sono orgoglioso di me, dei traguardi che ho raggiunto sinora, e di tutte le sfide superate anche fisicamente. La salita sulla collina delle apparizioni e la fatica della Via Crucis sul Krizevac. Le lunghe passeggiate, meditando sul futuro e sugli infiniti perché, con la voglia di essere un uomo migliore. La gioia di aver trovato, in quel viaggio dentro l'anima, nuovi fratelli in spirito.

Se penso a loro, e a quell'angolo di cielo che si chiama Nuovi Orizzonti, non posso che confondere le mie lacrime con la salsedine. Chiudo gli occhi e li rivedo tutti, a uno a uno. Ricordo gli ultimi momenti, l'esplosione corale di lacrime e di battiti del cuore, quando abbiamo ripreso la navetta per Spalato. Tutto ha il sapore della verità e della rinascita.

«Cittadella Cielo» a Medjugorje è stata la casa che ha saputo accogliermi come figlio e come uomo che vuole amare il Padre.

Sono ritornato a essere tuo, Signore. E Tu, Madre, mi hai aperto le braccia. È bastato un attimo, un sussulto del cuore all'unisono con Te, e la vita ha cominciato ad appartenermi di nuovo. La affido al Tuo amore, Gesù mio, perché sia sempre fatta la Tua e non la mia volontà.

Ora sono qui, su questa spiaggia, e sorrido guardando il mare. Nel cielo, volteggiano i gabbiani. Un profondo senso di libertà mi spinge a sognare e a sentirmi vivo, lontano da maschere e illusorie logiche del cuore.

Musica nelle orecchie. Note che suonano. Ludovico Einaudi. *In un'altra vita.*

Sì, Madre, ti penso e un brivido mi scuote l'anima.

Ti amo, Madre, oggi sono un uomo risorto.

PRIMO ATTO

Medjugorje, settembre 2011

È sera.

Solo, nella stanza a Cittadella Cielo. Il suono dei grilli. Il profumo della lavanda.

Fine estate dalle torride temperature. Dalla finestra aperta, un soffio d'aria leggera mi accarezza. Respiro. Il cuore si espande. Una partitura di emozioni si dispiega. Così tanti ricordi, sensazioni nitide come cicatrici ormai schiarite sulla pelle abbronzata dal sole.

Sono lì, le vedo, mi parlano. Non fanno più male.

Le voci si spengono a Cittadella Cielo, ma lo spirito veglia. Una forza sommessa riveste questo luogo. Una corrente magnetica mi riporta qui ovunque io sia. Un richiamo che scorre sotto la pelle e raggiunge l'anima come voce dal profondo.

Qui è la mia pace.

Nelle orecchie l'iPod: Raf, *Non è mai un errore*.
La musica mi parla.
Mi alzo dal letto. La luna splende stanotte, in un cielo trapuntato di stelle.

«Ti guardo per l'ultima volta mentre vai via. Ti vedo camminare, è come per magia non sarai pensieri, non sarai realtà. Sai che bello, sai che felicità.»

Ricordo tutto e sogno. Immagino. Dipingo nella sabbia della memoria nuovi paesaggi. Colori dell'anima. Rivedo me stesso allontanarmi, rincorro il mio profilo di spalle e all'improvviso resto fermo.

Emozione.

La campagna davanti ai miei occhi è silenziosa. Nel buio avverto piccoli fruscii, movimenti appena percepibili di una natura nascosta, brulicante di vita, che la quiete della notte non spegne.

Mi giro e guardo il letto.
L'ho rimboccato, oggi, e ho fatto un po' di ordine nella stanza. Sento, dopo tanto tempo, il piacere della quotidianità, dei piccoli gesti di ogni giorno, conforto di una vita che scorre impetuosa.

Guardo il letto e ricordo.

Le lenzuola.

L'immagine da nitida diventa opaca, poi a tinte forti, cupe. Un pensiero mi attraversa la mente come un flusso d'aria secca e fredda. La stanza si svuota.

Le lenzuola.

I ricordi sono così limpidi che di alcune riesco a sentire la consistenza del tessuto sotto le dita. Penso a tutte quelle volte che non ho guardato neppure il colore delle lenzuola.

Non mi importava.

Meglio al buio. Senza neanche guardarci negli occhi. Come animali ciechi che si fanno guidare dall'istinto che trascende. Era solo uno sfogo. Un gioco dove nessuno vince e il premio è una moneta di oro falso che annerisce troppo in fretta. Una partita a due dove la posta in palio è il piacere. Una breve scarica di elettricità che attraversa nervi e sensi e per pochi istanti crea il vuoto.

Il silenzio dell'anima.

Quanti corpi, respiri sconosciuti, occhi velati d'inconoscibilità per quell'attimo di pace. Una pace falsa che torna a essere delusione e angoscia, nel tempo di un «ciao, vado via».

Un senso di nausea dentro me.

Quanti letti e quante lenzuola. Solitudini in corpi che non si conoscono e che non si amano.

Mi si mozza il fiato in una stretta alla gola.

Ricordo. Bologna. Mi rivedo in bagno mentre mi preparo per uscire. Un solo pensiero mi trascina: cercare una nuova donna, un corpo diverso in cui dimenticare che non so chi sono, che c'è una ferita dentro di me che non conosco. Un dolore che mi osserva in un angolo della mente pronto a colpirmi. Davanti agli occhi mi scorrono fotogrammi di vita. Respiro a fatica.

L'estraneità mi scuote.

Mi vedo muovermi convulsamente, ogni giorno, ogni ora, ogni notte. Migliaia di attimi tremendi, vuoti, senza colore, mi lasciano un sapore metallico in bocca.

Godere. L'unico principio da emulare e rispettare. Senza una ragione manifesta a motivare quell'inutilità e miseria. Schiavo inconsapevole di una vita senza regole e princìpi. Vittima della menzogna, fingevo un ruolo, ma qualcosa me lo ricordava ogni momento, nello spazio di giornate l'una uguale all'altra. Provavo vergogna. E rabbia. Nell'essere posseduto da qualcosa di lontano da me, ma che viveva in me.

L'odore del sesso.

Cancellava il sapore dell'amore. Non mi importava come e quando, non aveva importanza chi fosse con me. L'importante era farlo. Alle volte non mi lavavo neppure. Non riuscivo a toccarmi. Provavo disgusto per quel corpo sudicio di sudore e meschinità. Avevo scambiato umori e solitudine con persone di cui non sapevo nulla. E per cui non ero nulla. Finiva tutto molto in fretta. E dopo avevo paura. Di parole che rompessero il silenzio, di domande che mi chiamassero alla verità di me stesso. Fuggivo via.

Penso.

Bologna è stata la città della morte e della rinascita. Bologna è stata la discesa agli inferi e il seme della Resurrezione. Bologna è stata il cancro fisico e il cancro dell'anima. Bologna ha curato il cancro fisico, ma quello dell'anima, per molto tempo l'ha maledetto.

Il cancro.

Doveva sfiorarmi lo Scarafaggio per capire quanto il cancro avrebbe cambiato la mia vita.

Scarafaggio, tu sei il cancro dentro me che ho immaginato profanarmi con le sue zampette. Un insetto che infetta, e contamina con la morte, le cellule del mio corpo.

In quel momento tutto ti sfugge via. In balìa di una tempesta che travolge la quotidianità e sferza l'anima aggrappata alla fragile zattera della speranza, nulla sembra aver senso.

Ecco il vuoto.

Un vuoto che inghiotte la coscienza e la sputa, spogliata di tutto ciò che non è la nuda verità. Il cancro profana i corpi senza poter intaccare l'anima. Si aggrappa alla carne, alla materia, a organi e cellule vive e le divora. Distrugge, annienta le forze, ma una piccola fiamma, debole e spezzata, sopravvive al male restando accesa. Al sicuro, racchiusa in un'ampolla trasparente dove nulla può entrare a soffocarla.

Respiro.

Dopo il cancro mi sono fermato a guardare ciò che di me era restato. Sulla spiaggia dei ricordi, ho raccolto e messo insieme i detriti lasciati dalle onde. In uno specchio ho osservato il mio volto scavato, gli occhi lucidi. I segni visibili lasciati da una nuova consapevolezza, più che dal male. Riflesso in quel vetro ho incontrato un uomo nuovo. Perché il cancro è un viaggio nelle viscere della propria anima. Un cammino di cui si conosce solo l'inizio. Che si dispiega come un racconto dettato dal tempo, in cui è l'evoluzione a essere al centro della storia. Lo Scarafaggio ha penetrato il corpo mettendo in luce la nudità dell'anima. Parlando a quell'insetto vile e subdolo ho scoperto, infine, di parlare al mio cuore. E ho scoperto la forza dello spirito che non può morire.

L'anima.

Sì, l'anima. Maltrattata, vigliaccamente trascurata, colpita, emarginata, non amata. Non si può vederla, non parla a voce alta, non ha mani per prenderci dalle spalle e scuoterci. Ha rispetto l'anima. Preferisce tacere piuttosto che gridare. Ha fiducia nell'uomo, nella sua libertà, lo lascia vivere, sbagliare. Non offende, non conosce rinfaccio, non pretende. Sembra quasi non esistere, non esserci. Prima del cancro non ho mai pensato all'anima. Era una domanda troppo lontana, intangibile, come un'illusione.

È un'altra vita.

Sgrano gli occhi e sono ancora qui, a Cittadella Cielo, nella stanza. «Respiro.» L'emozione della familiarità di luoghi di pace, la speranza che nasce dall'amore consolano il cuore. Forte di me e degli sbagli commessi, delle fragilità riconosciute, dei dolori vissuti. Oggi sono qui, in questo spazio di cielo sulla terra, in cui l'anima esulta ed è impossibile non sentirne il canto di gioia. In quest'oasi di serenità e di rinascita, sono in cammino. Ho scelto una strada, la più impervia. La fede.

Il coraggio della fede. La passione della fede. Il cuore della fede. Il raggio di luce della fede.

Vita, oggi so quanto ti amo. E non ho più timore a dirtelo.

Non ho più resistenze a mostrare la voglia che ho di vivere e amare. Amo il mio corpo di sopravvissuto.

Questa pelle, le gambe con cui sono in cammino, gli occhi con cui sfioro altri occhi per accarezzarli, sussurrando ai cuori senza parole. E tremo di gratitudine per il bisogno di abbandono all'amore che l'anima mi ha insegnato. Solo dal cuore può rinascere la vita. Solo nel cuore abitano speranza e amore.

Ora sì che conosco l'amore.
Ora sì che amo.
Non voglio più bagnare le lenzuola di sporchi sudori, ma riscaldarle d'amore, di sentimenti, di condivisione del cuore.

Le lenzuola.
Torna il freddo.
Non riesco a non pensarci.
Emergono ricordi. Altri ricordi. Non sono più su un letto sconosciuto, in una stanza estranea, con gli occhi chiusi, un istante dopo aver vuotato la fame di risposte e conforto in un corpo che non mi appartiene. Sono in ospedale. A farmi compagnia c'è solo lo Scarafaggio che si annida dentro di me.

Io e te, Scarafaggio, la battaglia è tutta nostra.
Ti parlo. La mia voce è impersonale, gelida come il metallo del letto. Non esisteranno due vincitori alla fine di questa storia, Scarafaggio. Se mi uccidi, morirai con me. Se sopravvivo, sarai cenere. Sei già condannato, ma questo non ti ferma. Sei morte e rispondi a quella sola chiamata.

Ricordo.

Ospedale Sant'Orsola di Bologna. Ho freddo, tiro su le lenzuola. Sempre le stesse, bianche, di cotone spesso, fresco. Nessun odore familiare a confortarmi. L'olfatto mi rimanda solo alla solitudine. La mente vaga e un'emozione arriva a consolare il dolore. Per un attimo, nelle narici, avverto il profumo dell'ammorbidente di mamma. Gli occhi si velano.

Mamma.

Il suo bucato è sempre così pulito. Un *bouquet* di fiori si diffonde per la casa ogni volta che la vedo stendere la biancheria. Penso. In ospedale sono solo a combattere la battaglia contro lo Scarafaggio. Stringo i pugni. Ma non per rabbia. È il coraggio che mi cavo dall'anima, per lottare senza cedere alla paura. Mi sollevo dal letto e guardo quelle lenzuola anonime che raccolgono gli stanchi sudori della malattia, nei reparti d'ospedale, nei bunker radioattivi, in quelle stanze dove il cancro costringe a non mentire, a guardare alla verità di se stessi con lucidità inaspettata.

Sì che puoi cambiare. Ma devi volerlo. Devi farlo.

Non puoi e non devi cadere sotto il peso del dolore e della sofferenza. Il cancro obbliga a percorrere una strada buia e solitaria, ma è proprio in quel momento che la vita rivela i suoi segreti più intimi. E se non fosse per tutti gli errori commessi, per le infinite paure nate nel cuore e subite sulla pelle, non ci sarebbe Resurrezione. Senza lo Scarafaggio, ora lo so, non avrei mai potuto cogliere il senso di questa nuova vita.

La fede.

L'incontro con l'amore di Cristo, il suo essere fonte di speranza e verità. La sua chiamata a riconoscerlo nei solchi di ogni vita, a testimoniare la sua parola lungo le strade meno battute. Su questa terra, con i nostri limiti, i nostri sbagli, i nostri errori ma anche, e soprattutto, con i battiti del cuore. È scomodo parlare di Gesù e di Sua Madre, la nostra Mamma Celeste. Lo so bene.

Quante me ne hanno dette in questi anni...

Ma non ho paura. E sono più vivo che mai, perché la fede è un deserto che ti sfianca, che ti fa sudare, ma che ti dona il gusto della rinascita.

Mi fermo. Penso a quelle lenzuola sporche di sesso, a quel corpo arido che non era il mio, a quell'anima mercificata, venduta al diavolo del disamore. Ricordo la voglia di considerare Cristo lontano da me, un Dio fatto uomo, comunque distante. Spesso mal sopportato, da evocare solo per costrizione, per adempiere a doveri familiari.

Serro le labbra e mi stringo nelle braccia. Un freddo innaturale mi scorre sotto la pelle. Brividi lungo la schiena e un baratro davanti agli occhi.

Mi guardo attorno.
Urlo dentro me.
Chi ero e cosa volevo essere in quei momenti?

Torno indietro con la memoria. Scene di vita perduta, in un flash, mi assalgono e invadono la mente. Ricordi dolorosi che credevo di aver cancellato sono ancora vivi. Eccoli che affiorano, a uno a uno.

Un vuoto d'aria.

Prendo il Rosario fra le mani. Lo stringo.

Madre, perdono.

Silenzio.

Le lacrime si prendono gioco di me e cado per terra con le spalle al muro, graffiandomi la schiena. Tutto brucia. I ricordi fanno male. È il mal d'anima che, a volte, arde più del corpo. Rivedo quei letti, il buio, penso alle parole non dette. I silenzi del cuore. In ogni luogo non c'era che solitudine.

Soffro per il vuoto del mio spirito e per tutte le carezze prive d'amore date e ricevute, per i sorrisi tesi che non comunicavano altro che la voglia di abusare dell'altro. Di prenderne il corpo senza che nessuna scintilla dell'anima emergesse a rivendicare amore, spezzando quelle catene di sterilità.

Il diavolo mi accarezzava l'anima e la faceva sua, mi voleva tutto per sé e il sesso era la sua lusinga. In balìa alla febbre del desiderio uscivo di casa in cerca della prossima preda. Accecato e senza pace, il petto soffocato da una pietra pesante, la gola serrata da un'aridità senza rimedio. Nei momenti di solitudine, la mente era in trappola. Un unico pensiero serviva a calmarmi: "Stasera non resterò solo". Ero diventato dipendente da un'emozione da nulla. Dall'adrenalina di un incontro fugace con una sconosciuta, a cui non offrire niente di me e da cui prendere solo piacere.

Una frenetica ricerca dell'oblio nello sfogo di pochi minuti.

Bugie, vergogna, violenza, irrispetto.

Tutto, per una manciata di istanti di silenzio, di vuoto di coscienza, per un'illusione di pace, sempre più lontana da me.

Astinenza.

Come una droga per spezzare la paura o per calmare il dolore, cercavo sesso senza gioia. A occhi chiusi e con le mani a occludere le mie orecchie vagavo per il mondo. Non capivo il dolore, non accettavo di essere immerso nel nulla, credevo di essere forte abbastanza per sfidare non so chi o cosa. Uscivo di casa solo con la voglia di sfogarmi. Bastavano pochi passi, sguardi incrociati per strada e nei pub, e in un attimo tutto diventava macchia nell'anima e sul cuore. Non c'era modo di fermare quel nastro trasportatore su cui ogni merce era esposta alla brama dei compratori.

Era l'inferno attraverso la lussuria. Il bisogno disperato di uscire da sé. La negazione ostinata di quella voce d'amore che, nonostante le infinite cadute nella polvere, non smette di chiamare.

Un flash-back.

1998.

Notte fonda.

La serata in discoteca era terminata da poco. Di professione facevo il vocalist, nei locali più alla moda della Romagna.

Mai alzato il gomito, mai un tiro di coca, mai una "palletta". Solo Coca-Cola e divertimento sano con il popolo della notte.

Il sesso era tutta un'altra storia.

Non ricordo neanche il suo nome. C'eravamo conosciuti non meno di un'ora prima e già eravamo sui divanetti del club a prendere confidenza con i nostri corpi. Nel giro di poco tempo ero fra le lenzuola della sua stanza.

Squallida routine.

Quella notte, però, successe qualcosa di diverso, di inquietante. All'improvviso, mentre ero dentro di lei, mi sfiorò le labbra. Fu come uno schiaffo, un insulto. Mi sentii violato nell'intimità profonda, come se quella ragazza mi avesse messo un dito nel cuore, cercando di smuovere emozioni e sentimenti che tenevo serrati e soffocati nell'anima. Chi era quella sconosciuta? Come osava superare il confine dei nostri corpi? Cosa voleva da me?

«Che schifo» sbottai. «Non ti permettere mai più.»

Con le mani mi asciugai le labbra, alzandomi di botto. Mi rivestii alla rinfusa. E scappai via da lei, che restò impietrita, impaurita e senza parole.

Follia.

Sgusciai fuori di casa. Sbattuta la porta, corsi lungo le scale e, in strada, urlai come un forsennato, con tutta la forza che avevo. Pugni contro il muro e sul petto. Mi inginocchiai e iniziai a vomitare. In quel momento capii che avevo toccato il fondo.

Lucifero, ti stavi prendendo gioco di me.

Avevo bisogno di aria, di respirare. Ma quell'aria per me, ormai, era macchiata. Incominciai a camminare lungo i portici di via Indipendenza. Occhi bassi, con la paura di incrociare sguardi. Arrivai in Piazza Maggiore e mi sedetti per terra. Guardai le stelle. Chiusi gli occhi. All'improvviso fui rapito dall'immagine definita della mia famiglia. Mamma, papà, Alessandro.

Il cuore all'impazzata.

La paura di deluderli, se avessero mai saputo. E la certezza di ferirli con quei gesti, lontani da noi e dalla nostra natura. Respiravo con affanno. Scuotevo la testa. Non mi capacitavo, non riuscivo a capire come fossi caduto in quel vortice. Non c'era un perché. Non mi mancava nulla. Ero stato cresciuto nell'amore, avevo ricevuto in dono il cuore dai miei cari. Un cuore caldo, sempre pronto ad accogliere, comprendere, perdonare.

Silenzio.

Sgranai gli occhi e cominciai a contare le stelle. A mirarle. All'improvviso, abbassai la testa e guardai per terra. Qualcosa luceva fra i ciottoli della piazza. Cercai di mettere meglio a fuoco e la vidi. Una piccola medaglietta brillava nel buio di quella notte. Quasi con paura la presi. Lentamente. Come se il tempo si fosse fermato per un istante, e avesse ripreso a scorrere al rallentatore. Allungai la mano. La sfiorai. La strinsi nel pugno destro, portandola verso me. Aprii la mano. La guardai. Lessi. C'era scritto MIR.

La girai ed era l'immagine della Madonna.

Un respiro.

La strinsi fra le mani e un senso di dolce serenità scese dentro di me, scorrendo nelle pieghe di un'anima inquieta e soffocata. Restai lì, fermo, immobile con il capo chino per ore. Senza rendermene conto, la notte era finita. Il sole cominciava appena a levarsi, era l'alba del 25 giugno 1998. Presi quella medaglietta, preziosa, la infilai nella tasca dei jeans e tornai a casa. Camminando, mi guardavo attorno, a testa alta, senza la paura di cadere in sguardi furtivi e carichi di tentazione.

Forza.

Entrai in casa. Non c'era nessuno. Mi infilai sotto la doccia. Il tepore dell'acqua mi diede una carezza sulla pelle. Andai nella camera da letto, per troppo tempo teatro di lurido sesso. Tolsi le lenzuola, tirai fuori le valigie dall'armadio e le riempii di tutto ciò che avevo nella stanza.

Scelsi di andare via.

Le prime luci del mattino penetravano dalle finestre. Infilai di fretta la porta e, mentre il portiere scendeva per le scale, gli chiesi aiuto. Chiamò l'ascensore, i piani scorrevano veloci l'uno dopo l'altro. Nel giro di pochi minuti ero fuori da quello che era stato per me un piccolo inferno, fatto di perversione e tenebre.
In silenzio mi guardai attorno, oltrepassai il portone senza voltarmi indietro.

Un peso che vola via.

Con la testa ovattata, come se nulla fosse reale, mi ritrovai all'improvviso su di un taxi, senza aver chiara la meta. Mi sentivo alieno a me stesso, come nel piano sequenza di un film. Dopo pochi attimi di silenzio imbarazzato, chiesi all'autista di portarmi in stazione.

Non volevo tornare a casa, non ero avvezzo alle sorprese e temevo di preoccupare la mia famiglia. Decisi di proseguire per Roma. Presi il primo treno e lungo il viaggio strinsi quella medaglietta fino a sentire male al palmo della mano. Recitai forsennatamente l'*Ave Maria*, continui brividi mi scuotevano, un senso di pace e di verità scorreva dentro di me.

Mi sentivo finalmente vicino a venir fuori dalle tenebre in cui ero stato avvolto per anni. Ero pronto a scendere nelle profondità della mia anima per ricostruire i cocci di un cuore a brandelli.

Piccolo cuore mio.

Alla stazione di Firenze salì sul treno un gruppo di ragazzi. Non riuscivo a smettere di guardarli. Sorridevano, pieni di gioia. Fra loro c'erano delle coppie innamorate che si sfioravano con delicatezza e si accarezzavano come io non avevo mai fatto. Sentii una pugnalata nel cuore. Una voce dentro di me urlava. Con forza, nel silenzio di me stesso, mi chiedevo: "Perché non riesco ad amare? Perché sono distante dal cuore? Perché, non riesco a volermi bene veramente?".

Dolore.

Un senso di delusione e tristezza mi serrò la gola. Senza accorgermene, dietro gli occhiali scuri, le lacrime iniziarono a scorrere liberamente e un leggero lamento fatto di sospiri si liberò dentro me.

Non ricordo il perché.

Ma continuavo a guardare la loro innocenza, la loro bellezza nell'essere felici, poco più piccoli di me, ma capaci di amarsi anche con il linguaggio silenzioso degli occhi. Guardavo fuori dal finestrino e immagini in velocità catturavano la mente. Un brivido di paura, come un tarlo strisciante, si insinuò furtivamente dentro me. Era il terrore di cadere senza riuscire più a rialzarmi.

Chiusi gli occhi. Nella mano stringevo la medaglietta della Vergine, aggrappandomi alla *Pace* che era stata capace di infondermi. Una nuova, piccola, speranza presto calmò il cuore. Sentii con nettezza che nulla era perduto.

La speranza viva della fede.

Lentamente mi addormentai e sognai il mare. Ricordo bene il posto. Quella spiaggia. Sì, la spiaggia dei sogni che, da quel momento, sarebbe diventata il luogo dei miei racconti più intimi e più veri. Camminavo lungo il bagnasciuga, il mare mi bagnava i piedi e il vento mi accarezzava i capelli. Un cielo azzurro, terso. Nuvole a rincorrersi.

Calore fuori e dentro me.

Una brusca frenata, quasi alle porte di Roma, mi svegliò di soprassalto. Guardandomi attorno scrutai con emozione quei sei ragazzi abbracciati, seduti l'uno sull'altro. Mi alzai, presi le pesanti valigie e con fatica le trascinai davanti alla porta del vagone del treno.

Stazione Termini.

Scesi con forza da quel treno e, attraverso i vetri dei finestrini, li vidi scivolar via. Restai per un po' fermo sul binario. In cuor mio li salutai uno per uno con parole di gratitudine. Quella dolcezza e la loro capacità d'amare mi avevano donato una lezione di vita.

Un sorriso.

Presi un taxi e mi diressi verso la solita pensione che – mi resi conto, con sollievo – non avevo mai macchiato di oscenità, per il solo fatto che non potevo portarci estranei. Arrivai in pochi minuti e cercai di riordinare le idee sistemando i bagagli, lavandomi e indossando vestiti puliti. Sentivo il bisogno di fermarmi a riflettere. Mi sedetti sul letto e, stringendo quella Madonnina, vidi un Crocifisso appeso alla parete. Immobile per interminabili minuti che non riuscii a contare, chiesi perdono al Signore. In ginocchio. Ricordo ancora la mia umile preghiera.

Signore mio, mi vergogno. Per la prima volta mi inginocchio davanti a Te, con la consapevolezza di essere Tuo figlio e di aver peccato. Ti chiedo perdono, ti prego Signore salvami.

Improvvisamente sentii un fremito, una scossa di luce attraversò l'anima e capii all'istante che dovevo fare qualcosa di più, che dovevo iniziare a camminare su un nuovo sentiero. Scesi in strada e mi diressi verso piazza San Pietro.

Quel colonnato, che avevo sempre visto lontano da me, sembrò accogliermi. La sua forma a semicerchio, come due braccia pronte a stringermi, mi fece venire voglia di correre verso l'ingresso principale della Basilica.

Come un automa, senza conoscere nulla di quel tempio meraviglioso, culla della cristianità, mi ritrovai nella cappella del SS. Sacramento che, da quel momento, è diventata per me il luogo dove sentirmi stretto al petto di Gesù.

Angeli, vegliate su di me.

Mi inginocchiai e, senza rendermene conto, rimasi per ore in adorazione, contemplazione e preghiera. Una volta in piedi, dopo aver pianto lacrime amare, sentii con forza di dovermi confessare per estirpare tutto quel male che serpeggiava in me.

Cullami, Gesù.

Mi venne incontro un padre spagnolo che, con fare fraterno, mi appoggiò le sue mani sulla testa e mi ascoltò con vero amore. I miei occhi, prima lucidi e tremolanti, non furono più capaci di trattenere le lacrime che sgorgavano dal cuore ferito e umiliato. Con il dorso della mano quell'umile confessore cercò di asciugare il mio pianto, poi aprì la Bibbia e mi indicò dove leggere.

«Vi esorto dunque, fratelli, per la misericordia di Dio, ad offrire i vostri corpi come sacrificio vivente, santo e gradito a Dio; è questo il vostro culto spirituale. Non conformatevi alla mentalità di questo secolo, ma trasforma-

tevi rinnovando la vostra mente, per poter discernere la volontà di Dio, ciò che è buono, a lui gradito e perfetto.

Per la grazia che mi è stata concessa, io dico a ciascuno di voi: non valutatevi più di quanto è conveniente valutarsi, ma valutatevi in maniera da avere di voi una giusta valutazione, ciascuno secondo la misura di fede che Dio gli ha dato. Poiché, come in un solo corpo abbiamo molte membra e queste membra non hanno tutte la medesima funzione, così anche noi, pur essendo molti, siamo un solo corpo in Cristo e ciascuno per la sua parte siamo membra gli uni degli altri. Abbiamo pertanto doni diversi secondo la grazia data a ciascuno di noi. Chi ha il dono della profezia la eserciti secondo la misura della fede; chi ha un ministero attenda al ministero; chi l'insegnamento, all'insegnamento; chi l'esortazione, all'esortazione. Chi dà, lo faccia con semplicità; chi presiede, lo faccia con diligenza; chi fa opere di misericordia, le compia con gioia.

La carità non abbia finzioni: fuggite il male con orrore, attaccatevi al bene; amatevi gli uni gli altri con affetto fraterno, gareggiate nello stimarvi a vicenda. Non siate pigri nello zelo; siate invece ferventi nello spirito, servite il Signore. Siate lieti nella speranza, forti nella tribolazione, perseveranti nella preghiera, solleciti per le necessità dei fratelli, premurosi nell'ospitalità.

Benedite coloro che vi perseguitano, benedite e non maledite. Rallegratevi con quelli che sono nella gioia, piangete con quelli che sono nel pianto. Abbiate i me-

desimi sentimenti gli uni verso gli altri; non aspirate a cose troppo alte, piegatevi invece a quelle umili. Non fatevi un'idea troppo alta di voi stessi.

Non rendete a nessuno male per male. Cercate di compiere il bene davanti a tutti gli uomini. Se possibile, per quanto questo dipende da voi, vivete in pace con tutti. Non fatevi giustizia da voi stessi, carissimi, ma lasciate fare all'ira divina. Sta scritto infatti: A me la vendetta, sono io che ricambierò, dice il Signore. Al contrario, se il tuo nemico ha fame, dagli da mangiare; se ha sete, dagli da bere: facendo questo, infatti, ammasserai carboni ardenti sopra il suo capo. Non lasciarti vincere dal male, ma vinci con il bene il male.»

San Paolo, Lettera ai Romani, capitolo 12.

Ecco la Parola con cui Cristo mi chiamava.

Rimasi in silenzio, infervorato di speranza e carico di nuova forza. Il sacerdote spagnolo mi guardò negli occhi e non aggiunse altro. Con le mani giunte sul mio capo, mi assolse dai peccati e mi condusse con sé fino all'ultima navata della chiesa di San Pietro, di fronte all'altare. Si sedette con me fra i banchi e mi disse: «Offri tutto di te, chiedi perdono al Signore ma amalo incondizionatamente». Si alzò e andò via.

Grazie Padre.

Ascoltata la messa e preso il corpo di Cristo, mi inginocchiai e, per la prima volta, capii nel profondo dell'anima cosa vuol dire sentirsi figlio di Gesù. Un Gesù vero Dio e vero uomo, compassionevole, sempre al fianco delle sue creature, pronto ad accogliere e perdonare. Lontano da ogni giudizio perché folle d'amore.

Quanto pazzamente ci hai amato Gesù... donaci di amarti pazzamente!

Era il 25 giugno del 1998 e quella medaglietta della Mamma Celeste proveniva da Medjugorje. Chi conosce la storia delle apparizioni sa che il 25 di ogni mese è una ricorrenza speciale, perché è il giorno in cui il messaggio della nostra Grande Madre viene divulgato al mondo tramite Marija Pavlovic, una dei sei veggenti a cui la Vergine è apparsa sin dal giugno del 1981.

«Cari figli, oggi vi voglio ringraziare perché vivete i miei messaggi. Vi benedico tutti con la mia benedizione materna e vi porto tutti davanti al mio figlio Gesù. Grazie per aver risposto alla mia chiamata» (messaggio della Regina della Pace del 25 giugno 1998).

A distanza di tredici anni da quel giorno, nella stanza a Cittadella Cielo, segnata dalla presenza di Maria, elevo a Dio la lode, e il cuore si infiamma di una gioia che non si consuma. Nonostante il tempo trascorso, l'anima non smette di esultare perché porta iscritta in sé la consapevolezza che Gesù ha sempre scelto noi, non rinunciando mai a cercarci per quante volte abbiamo preferito essere sordi di fronte alla sua chiamata.

Le parole di Maria hanno significato per me il caldo abbraccio materno e il segno tangibile che ci può e ci deve essere una Resurrezione. Anche per le anime più piagate e in pasto al diavolo.

Respiro.

Guardo il cielo di questa notte di fine estate a Medjugorje. Ho gli occhi lucidi. I pensieri corrono dentro me. Un brivido d'emozione mi sale lungo la schiena. Prendo una felpa. La infilo e apro la porta. Scendo le scale a chiocciola. Percorro i sentieri di Cittadella Cielo, puntellati di rose e profumati di rosmarino.

Vita che rinasce.

Una voce familiare mi chiama. È Tommaso. Occhi marroni. Capelli castano scuri. Isolano, la sua famiglia è di Capri. Fratello di cuore e di anima. Mi viene incontro. Mi stringe.

«Ti voglio bene, fratello.»

«Anch'io» gli rispondo.

Questa mattina ho assistito per l'ennesima volta a una sua testimonianza di vita, fatta in Cittadella, per i pellegrini che vengono a visitarla e a conoscere la Comunità di Nuovi Orizzonti. Il suo racconto di oggi ha scoperto nervi ancora dolenti, come le tenebre del mio passato. Senza dirci nulla si rende conto, dal mio sguardo, che le sue parole mi hanno toccato profondamente.

Il linguaggio muto delle sensazioni.

«Raccontare la mia storia è un dono d'amore.» Si ferma. «Se penso al passato, fatto di illusioni, false luci, sesso, potere, trasgressione, mi rendo conto che non credevo potesse esistere una vita diversa. Ero convinto che quello fosse il modo giusto per vivere un'esistenza libera, senza capire che, con il passare del tempo, ero finito in una gabbia. E le catene me le ero costruite da solo. M'ero messo in prigione, diventando uno schiavo. Dopo aver trovato la fede, gli occhi mi si sono finalmente aperti e mi sono reso conto che cercavo inutili e illusorie vie di fuga, un modo per appagare un vuoto dentro me, per ingannare il dolore negando la realtà.

Oggi credo fermamente che ogni incontro possa rappresentare un'occasione per ritrovare se stessi. L'apertura di una finestra sul passato, sulla verità della propria anima che si è cercato di negare e reprimere. Nel cammino verso Dio nulla accade per caso e se, oggi, sei stato colpito dalle mie parole credo proprio che Lui mi abbia reso strumento per raggiungere il tuo cuore. Così come ha fatto anche con me, entrando nella mia miseria, nel mio abisso di dolore. Oggi Lui ti dice di affidarti e di seguirlo, perché Gesù ci ama e vuole condividere sempre le nostre vite.»

Uno sguardo che abbraccia il cuore.

«Vent'anni di tossicodipendenza, Fabio. La mia era una vita in pezzi, nulla aveva senso. L'anima si era ammalata e il corpo mi stava abbandonando. Non provavo più nessun desiderio, nessuna speranza, immerso nel vuoto di un'esistenza assorbita da un unico pensiero: procurarmi la roba. A causa della droga avevo perso un buon lavoro, e tante persone care che cercavo continuamente di sfruttare. Ogni giorno era uguale al precedente ed ero ossessionato dal desiderio di morire.

Nel 2009, quando ormai pensavo senza sosta di farla finita, mia madre mi propose di accompagnarla a Medjugorje. Ricordo che accettai soltanto con l'idea di tenerla buona, per continuare ad approfittarmi di lei. Arrivati in paese mi accorsi subito che c'era qualcosa di profondamente spirituale in quel luogo, sebbene non sapessi come definire la sensazione che provavo.

Una notte con mia madre salimmo sulla collina delle apparizioni e su quel monte avvenne la mia rinascita! Lì, al contatto con quelle pietre e il cielo, sentii con certezza che c'era qualcosa di superiore a cui gridare il mio dolore. In cima invocai Dio con tutta la forza che avevo, sentii il cuore aprirsi, mentre i macigni che mi opprimevano il petto da anni caddero lungo il monte. Abbandonai in quel luogo sacro un carico soffocante di rabbia, dolore e desiderio di morire.

Mentre scendevo dalla Collina, ero pervaso da una pace mai provata prima, da una gioia sconosciuta e, nel cuore, una voce mi diceva insistentemente: "Lascia tutto e vieni con me". Ricordo di non essere riuscito a comprendere il senso di quella chiamata perché ero certo di non avere nulla da lasciare.

Ad ogni modo, l'esperienza sul monte delle apparizioni fu talmente intensa che si fece strada in me il bisogno di confessarmi per rimettere tutti i miei peccati. Entrai in chiesa e, come un automa, mi misi in fila accanto al confessionale. Il cuore sembrava dovesse esplodermi nel petto da un momento all'altro, la testa mi ronzava e sentivo le gambe di pietra. Arrivato il mio turno non ebbi il coraggio di entrare. Il sacerdote chiese se ci fosse qualcun altro desideroso di confessarsi e io restai muto, quasi sperando di averla scampata. Ma il Signore non era disposto a lasciarmi andare! Una persona che era vicino a me, e mi aveva visto in fila, mi spinse a farmi avanti. Così, in quel giorno miracoloso, mi riconciliai con Cristo e con la mia vita.»

Gli occhi si velano.

«Durante la confessione sentii come se un enorme peso mi avesse finalmente abbandonato e l'abbraccio del Padre che mi stringeva a sé con amore sconfinato. Accogliendomi esattamente per quello che ero, con la mia valigia di peccati, ferite e dolori.

Tornato a casa, sperimentai ancora una volta la misericordia di Dio, che desiderava completare la sua opera di salvezza nella mia vita. Un pomeriggio vidi in televisione Chiara Amirante, la fondatrice di Nuovi Orizzonti. Era ospite per raccontare delle Comunità di recupero e del percorso terapeutico. Il cuore mi si fermò in gola. In quell'istante capii che Gesù mi stava di nuovo chiamando a sé.

E mi fu finalmente chiaro il senso di quell'invocazione che avevo udito mentre scendevo dalla collina delle apparizioni: "Lascia tutto e vieni con me". Era all'orgoglio e alla falsa convinzione di farcela da solo che dovevo rinunciare. Accettai di farmi aiutare, abbandonandomi alla volontà di Dio.»

L'emozione mi travolge.

«Testimoniare tutto questo, anche di fronte a migliaia di persone, per me significa donarsi.

A Medjugorje, davanti a Maria, mi sono reso conto di come Gesù trasfiguri le nostre debolezze, facendole diventare forza e amore da offrire. In questo essere nudi di fronte agli altri, per come si è realmente, i pesi diventano leggeri, la condivisione rende il carico meno pesante. E persino il passato più vergognoso si trasforma in una bellissima storia d'amore che può diventare luce per tanti.»

Lacrime che accarezzano il volto.

«Fabio, non aver paura. Non aver timore di far entrare Gesù nel tuo cuore. Maria ti chiede di aprire la tua anima al racconto, anche delle tenebre della vita. Non vergognartene.»

Respiro.

«Per me sei fonte di grande forza e speranza. Per quello che dici quando parli di cancro dell'anima e cancro fisico. Io con te non mi sono mai sentito a disagio. E ho capito ancora meglio quanto dal cancro dell'anima si possa guarire. Sento che insieme combattiamo la stessa battaglia, il fuoco della verità ci accomuna, alimentato da quell'incontro che ha cambiato le nostre vite.

La mia, fino a un anno e mezzo fa, era un inferno. Vivevo nelle tenebre della morte. Ho vissuto una vita che non era la mia. Una vita di schiavitù. Prigioniero del sesso, della droga, incapace di mostrarmi per quello che ero agli altri. Sempre in giro per il mondo alla ricerca di un'emozione forte che mi aiutasse a sentirmi vivo. Seppur fintamente. Negli anni ho portato un vuoto nel cuore, come un pezzo mancante che non mi ha mai permesso di stare bene con me stesso. Ho cercato di colmare quel vuoto con gli artifizi del mondo, con rimedi fatui e inutili. Ma un bisogno soffocante, a cui non sapevo dare un nome, restava sempre inappagato. Era l'amore a mancarmi.»

Si ferma.

«Mi ha salvato l'incontro con Nuovi Orizzonti. Da questa famiglia ho ricevuto tutto l'amore a cui anelava il mio cuore, offerto con una gratuità inimmaginabile. Mi sono reso conto che nella continua e affannosa ricerca di qualcosa che non riuscivo a individuare, l'unico vero bisogno era amare e sentirmi amato.

Nel momento in cui ho aperto la porta all'Amore degli Amori, Gesù, ho sperimentato una gioia profonda che mi ha ridato dignità e voglia di vivere e ha colmato di un senso pieno la mia esistenza.»

Luce nell'anima.

«Oggi sono pronto ad amare e a condividere la mia vita, come un atto d'amore. Mi manca non aver mai amato una donna, ma sono consapevole che tutto parte dal cuore e dal suo sentire.»

Più forte della morte è l'amore.

«Queste mie parole, Fabio, tu puoi comprenderle molto bene. Non dobbiamo fermarci ma andare avanti insieme, mano nella mano, nutrendoci dell'amore fraterno, quello vero, quello sentito, che è parte di noi.»

Braccia che si incontrano.

Lo sguardo fisso negli occhi, ci perdiamo in una stretta fraterna.

Poi, in silenzio, rientriamo ognuno nella propria stanza.

È buio.
È notte.
Una lacrima mi brucia la guancia.

Penso.
Era il 1998 e tutto stava per compiersi.
Avrei incontrato l'amore, poi lo Scarafaggio, il silenzio della fede, la fine dell'amore, il ritorno dello Scarafaggio, la morte di mio padre, la discesa agli inferi e la rinascita fra le braccia di Maria.

Pomeriggio.

Ancora poche ore e il sole comincerà la sua discesa verso la curva dell'orizzonte, dove cielo e terra sono uniti.

Brividi.

L'anima si scalda al fuoco di una speranza che profuma di vita. L'oscurità dei ricordi più bui è consumata dalla luce di Cittadella Cielo. La pace e la pienezza della gioia rivestono ogni pietra, albero e sentiero di questo luogo sacro. La natura sembra accompagnare con le sue sfumature cromatiche l'intensità delle mie emozioni. Dalla luce brillante e fredda del mattino, le tonalità si fanno più calde, virano verso l'arancio. Sui monti, la terra sembra più scura e l'aria libera i profumi di un'intera giornata. Gli occhi si velano di commozione.

Respiro.

L'aria fresca mi accarezza. È il benessere. Sorrido prima ancora di rendermene conto. È l'incontro con altri volti che rispondono a quel sorriso, a mostrarmi la spontaneità di un sentimento che ha raggiunto la pienezza nel cuore.

Grazie, Madre, per questo santo luogo. Grazie, perché qui dimentico ogni male e sperimento la pace.

Nell'anima avverto un tepore che ricorda il conforto di un abbraccio d'amore, una stretta materna che accoglie e libera da ogni paura.

Madre, vengo da Te.

M'incammino. Le note scorrono dentro me. Paolo Buonvino. *Madre.*

Brividi.

Tra pochi minuti, alle cinque del pomeriggio, tutta la Comunità si fermerà per elevare la supplica a Maria nel Santo Rosario. Accanto a me, occhi di luce e mani fraterne si stringono. Uomini, donne, ragazzi, in cammino composto, uniti dall'amore di Cristo e dal dono di Maria. Volti distesi, sorrisi di gioia nascono dalla profondità del cuore.

È l'ora del Rosario e il tempo sembra scorrere più lentamente. Il silenzio della contemplazione solitaria si anima di un canto corale in cui ogni lingua si scioglie in invocazioni di lode e di misericordia. Nella preghiera che si ripete come una melodia, l'anima riceve la grazia della pace.

Cittadella Cielo è l'abbraccio di Maria.

Gli uni accanto agli altri, stretti nel vincolo dell'amore che va oltre il sangue, ci affidiamo al cuore della Madre Celeste che trascende le diversità e il passato di ognuno. Sconosciuti eppure fratelli, sgraniamo le nostre rose. Al mio fianco oggi c'è Angelo, giovane ricercatore.

«Rallegrati Maria», invochiamo insieme. Assorti. In meditazione. Minuto dopo minuto le rose sfiorano le nostra dita. Il segno della croce. La preghiera di Fatima. L'esplosione dell'*Alleluja*.

Finito il Rosario, Angelo mi guarda negli occhi e, senza timori e riserve, inizia a raccontarmi la sua vita. Ci isoliamo da tutto e da tutti. Improvvisamente le sue parole creano uno spazio di vibrante condivisione in cui una molteplicità di ricordi, come un flusso di coscienza, mi travolgono con forza.

«Fabio, mi riempie di gioia aver vissuto con te l'esperienza di queste due settimane a Cittadella Cielo. Per la prima volta credo di essere riuscito a guardarmi dentro senza paure e resistenze, isolandomi dalla realtà quotidiana fatta di tante immagini, suoni e da un edonismo che finisce ogni giorno per annebbiare quanto di bello c'è nella vita. Mi sono nutrito di sorrisi sinceri ed emozioni autentiche, del dolore che si trasforma in gioia per aver compreso, in maniera concreta, il senso e il valore del perdono. Un gesto immenso senza alcun fine secondario, se non un sorriso e un abbraccio.»

Ti ascolto.

«Quando ho deciso di vivere l'esperienza del campo estivo alla Cittadella di Nuovi Orizzonti di Medjugorje, non avevo ben chiaro quale potesse essere il mio contributo alle attività della Comunità. Gli ultimi giorni prima della partenza ho cominciato a sentirmi inquieto. Sull'entusiasmo iniziale sembravano prevalere i dubbi, le ansie, i perché più strani.

A peggiorare questa debolezza umana contribuivano i giudizi di chi mi accompagna nella vita quotidiana. Ogni giorno ero accolto da frasi come: "Vai in ferie per andare a lavorare", oppure: "Sei consapevole che ti aspetta una comunità di ragazzi ex tossicodipendenti?". Un vuoto di parole e sentimenti.»

Le parole di chi non conosce la via del cuore.

«Sono felice, invece, di dirti che ha prevalso la voglia di rispondere alla voce di Maria, che ha scacciato ogni timore e mi ha condotto per mano in un viaggio che considero il più bello che abbia mai fatto. Mi commuove ripensare a ogni singolo attimo, a ogni singola storia e testimonianza dei ragazzi che vivono in Cittadella.»

Occhi che tremano.

«Fin dalle prime ore a Medjugorje, posso dirti di aver concretizzato il motivo che mi aveva spinto a venire qui. C'era qualcuno che mi chiamava. Volevo riscoprire le radici cristiane di fraternità, la meditazione e il dialogo che, spesso, nella nostra società vengono messi a dura prova, quando non sono del tutto assenti, assorbiti dalla frenesia quotidiana, dall'inseguimento del benessere materiale che finisce col rendere tutto arido e sterile.»

Il mondo sta morendo inghiottito da se stesso.

«Arrivato a Cittadella, appena varcato il cancello, ho incontrato alcune persone e già lì i primi tasselli del "puzzle" di questo mio percorso hanno cominciato a comporsi. Sono stato accolto da abbracci smisurati e inattesi, e da affettuosi: *"Benvenuto, fratè"*.

Da quel momento è iniziato un turbinio fatto di meditazioni, di momenti di condivisione e di lavoro, intervallato da pause e chiacchierate con i compagni del settore di servizio assegnato. Attimi preziosi in cui si raccolgono non solo gli umori della giornata, ma le storie di tanti. Una continua comunione fraterna, nel racconto di episodi del passato e del presente in Comunità.»

Libertà di essere se stessi.

«Qui a Medjugorje ho iniziato a conoscere meglio me stesso. Ho riscoperto il vero modo di accostarsi al Vangelo e alla preghiera, che ora vivo in maniera più intensa, con un coinvolgimento che prima era assente.» Si ferma, si sfila gli occhiali. «Ho imparato a guardare negli occhi di chi mi sta accanto con una sensibilità più forte, comprendendo che la preghiera da sola non è sufficiente. È necessario offrire tante altre azioni quotidiane a Dio, una carezza, un sorriso, un servizio pratico, qualunque esso sia.»

Emozione.
Voce che si spezza.

Mi guarda dritto negli occhi.

«Quest'esperienza mi ha dato la possibilità di conoscere meglio te, la tua umanità e la grande sensibilità che mostri in ogni momento. Con il passare dei giorni, grazie alla preghiera, il nostro dialogo si è rafforzato, così come l'intesa, fatta di sguardi e di scherzi fraterni.»

Silenzio.

«E poi la tua testimonianza: ti ascoltavo e ti guardavo da lontano, leggevo nei tuoi occhi una forte emozione ma anche tanto coraggio nel porgere, a chi ti ascoltava, l'esperienza che hai vissuto. Senza paura né reticenze, rievocavi ogni tappa del tuo cammino, la lotta contro il cancro e la perdita del tuo papà! Emozioni su emozioni. La tua forza, la gioia del cuore e la vita che diventa una preghiera continua, sono ciò che mi porto via di te. Con la consapevolezza che questo non è il finale di un bellissimo incontro e cammino, ma solo l'inizio! Il dolore è diventato gioia! Ti voglio bene, Fabio.»

Senza parole.

Una lacrima corre lungo il volto.

Lo stringo a me e il pianto prende il posto delle parole. La commozione mi rende fragile, ma allo stesso mi fa sentire un uomo con un cuore vero, di carne. Non riesco a parlare ma sento che non devo sforzarmi. Non ho bisogno di aggiungere o dire nulla. Angelo ha parlato alla mia anima e mi ha confermato che non posso fermarmi, ma devo camminare in quel deserto che è la fede. Sì, un deserto che da anni percorro con passione e forza, come in un sogno a occhi aperti.

Il Rosario.
Lo stringo nel palmo della mano.

Madre, quante notti dell'anima hanno alleviato le Tue rose.

Il passato mi assale.

Angelo è tornato nella sua stanza e io non riesco a muovermi. Le lacrime, ormai secche, hanno lasciato un solco salato sulla mia pelle. Ricordi impetuosi mi sommergono, come in una mareggiata di fine estate. La testa è avvinta in un vortice, mille emozioni sono risucchiate nel fondo dello stomaco. La coscienza è sferzata dal dolore.

Non devo cedere.

Mi aggrappo alla corona del Rosario. Scorro i piccoli grani stringendoli a uno a uno fra le dita. La pace di Cittadella Cielo mi culla in un abbraccio di conforto e sembra spingermi a non temere il passato. A non rigettare la sofferenza, offrendo a Cristo la croce e affidando a Maria le lacrime.

Il cuore calma la sua corsa.
Respiro.

Non soffocherò la memoria. Non ho bisogno di negare il dolore perché in esso ho conosciuto l'amore.

Rossana. Come non pensare a te?

Piccola, grande gioia, sei lontana. Eppure sei qui. Sempre con me. Non accanto, ma dentro l'anima.

Una lacrima.

Sono passati anni da quando le nostre mani erano intrecciate così forte da farci male. Il tempo in cui le labbra erano unite, i respiri confusi l'uno nell'altro. Pensieri e sentimenti in comunione, come il tuo corpo stretto al mio. Ogni recita del Rosario mi parla di te perché sei tu che mi hai insegnato ad amarlo.

Ricordo quando ti vedevo sgranare le rose, assorta, con gli occhi chiusi e un lieve sussurro.

Penso. Rivivo. Estate del 1998.

Un sorriso nel cuore.

Casa. Puglia.

Erano passate poche settimane dal 25 giugno, quando la Madre Celeste aveva illuminato il mio cammino donandomi la medaglietta con la sua immagine, segno tangibile d'amore. Con i giorni imparavo a sentirmi un piccolo uomo diverso, con un cuore nuovo carico di speranza. Sarebbe stata un'estate speciale per me. La preghiera di imparare ad amare, pronunciata con forza sul treno verso Roma, non tardò ad essere ascoltata.

Ripenso.

Ero con gli amici di sempre, al bar della Marina del mio paese. La vidi di spalle. L'avevo conosciuta a fine estate dell'anno precedente, e mi era sempre rimasta in mente. Rossana, diciassette anni, bruna, neo sul viso che, presto, avrei adorato baciare. Una creatura piena di sole, dentro e fuori di sé.

La presi per le spalle, ci abbracciammo e i nostri occhi cominciarono a parlarsi senza bisogno di dire nulla. Sorrisi e sguardi carichi di emozioni.

Nel juke-box che era davanti a noi, scegliemmo subito la colonna sonora del nostro amore. *Onde*, di Alex Baroni.

«...Eh sì, adesso sì, diventa più facile... lo so, che tu lo sai, come fa... sei tu che non ti fermi mai, qui con me, io sono il mare su di te... Onde, sulle sponde dei tuoi fianchi abbronzati attaccati a me... onde, più profonde, se ti guardo davvero, che cosa non farei... onde, più rotonde, di quell'onda che arriva e non torna mai... onde, sulle sponde... sei tu che come sabbia sei qui con me... io sono il mare su di te, dentro te...»

Rossana era l'amore. Era il sogno di felicità che attendevo negli anni bui di letti estranei, e notti di vuoto. Da lei imparai il linguaggio del sentimento che non conosce falsità, egoismi e paure. Mi donò la forza del cuore e la potenza del suo battito. In una storia nata dalla voce dell'anima, nulla fu scontato fin dal principio.

Ricordo il nostro primo bacio. In riva al mare, di notte. Le dissi ti amo e un brivido, mai provato fino a quell'istante, vibrò con intensità sconosciuta dentro di me. M'innamorai perdutamente di quella piccola, grande donna che, con il passare del tempo, divenne il punto focale della mia vita.

A dispetto della nostra giovane età, in una profonda simbiosi di amore ed energia, facemmo esperienza degli aspetti più diversi della vita, condividendo intensi momenti di spensieratezza ma anche giorni di inaspettato dolore.

Il cancro era in agguato, e presto avrebbe ferito le nostre vite rivoltandole dalle fondamenta. Ma l'amore era arrivato prima dello Scarafaggio e aveva apposto, in quei giorni d'estate, il sigillo sui nostri cuori.

Vita, che misteri racchiudi in te!

Un'estate, e la luce era entrata nella mia vita.

Un'estate, e il buio del cancro avrebbe presto oscurato la felicità.

Arrivò un piovoso settembre e Rossana volle allontanare il velo di malinconia dell'autunno, organizzando il nostro primo viaggio insieme. Con un sorriso acceso di entusiasmo mi mostrò i biglietti aerei, destinazione Marocco.

Sogno.

Grazie, per il tuo dono d'amore.

Mi sforzai di sorridere e di mostrare solo il volto della felicità sebbene, da qualche tempo, avessi il cuore offuscato da uno strano presentimento. La spensieratezza dei giorni estivi virava verso l'inquietudine. E Rossana lo avvertiva, ecco la vera ragione della sua sorpresa.

Nel corso di mesi di pura magia, un tarlo si era insinuato corrodendo pian piano la mia serenità.

Un giorno d'estate come tanti, in spiaggia.

«Fabio, non mi piace il gonfiore che hai nella gola.» Giovanni, il papà del mio più caro amico dell'adolescenza, Giuseppe. Dolorosamente strappato alla vita a diciassette anni, vittima di un incidente stradale.

Con il suo occhio di medico esperto aveva subito notato un piccolo rigonfiamento nella zona tiroidea. Le sue mani sapienti lo spinsero a una laconica ipotesi. «Facciamo un'eco al più presto perché secondo me è un nodulo.»

Sole a picco, caldo, sudore.
Io gelo.

Di quel piccolo gonfiore, naturalmente, mi ero accorto anch'io, ma avevo allontanato presto le preoccupazioni attribuendolo allo sforzo delle corde vocali a teatro. Nulla più. Poteva capitare, anzi era frequente, quando c'era da declamare interi copioni, sera dopo sera.

«Un'eco? Un nodulo?», mi chiesi sconcertato, pronunciando parole fino ad allora sconosciute che, con il tempo, sarebbero diventate per me fin troppo familiari.

Paura.

Mi accarezzò con fare paterno, come solo lui sapeva fare, e mi disse: «Tranquillo, figlio mio, nulla di grave, solo per metterci l'anima in pace».

Quell'incontro, e le parole di Giovanni, divennero un segreto che serbavo nel cuore con ansia sempre crescente. Più cercavo di scacciare l'idea di quel nodulo nella gola e più un terrore strisciante arrivava a paralizzarmi. Seppure senza riscontri medici, ero certo che un male subdolo si fosse insediato dentro di me.

L'anima conosce ciò che la realtà ancora non rivela.

Ogni mattina aprivo gli occhi e allungavo, con timore, una mano verso il nodulo, nell'illusoria speranza che fosse magicamente sparito, o che si fosse quanto meno rimpicciolito, a testimonianza di uno stato infiammatorio passeggero. Ogni notte andavo a letto e gli ultimi pensieri, spesso, non erano più rivolti a

Rossana, ma a scandagliare ipotesi e possibili prospettive di futuro.

Lo Scarafaggio stava già giocando con me.

Si era insinuato nel mio corpo e cercava di contaminare anche l'anima.

Ho paura della verità.

Con il passare dei giorni sentivo di essere vicino a esplodere. Ero sempre più distratto e inquieto. Se una parte di me temeva che Rossana, mamma o papà, notassero quel gonfiore che avevo in gola, l'altra parte quasi lo sperava. Il peso del silenzio mi tormentava, era diventato un fardello troppo pesante da portare in solitudine.

Il viaggio in Marocco arrivò a spezzare il ritmo sempre uguale dei miei pensieri, ma non poté restituirmi la gioia che lo Scarafaggio aveva corrotto.

In Africa, di fronte a quel popolo in calvario, fiaccato da povertà, lacrime, sofferenza, il dolore divenne sempre più acuto, dipingendo di tonalità cupe i teli dell'anima. Molte volte mi assentavo. Nonostante la presenza amorevole di Rossana e l'emozione del nostro primo viaggio, non riuscivo a goderne completamente. Il nero di quella terra mi rimandava il buio dentro di me.

Rossana cercava di donarmi serenità, faceva di tutto per restituirmi il gusto della vita. La notte mi accovacciavo accanto a lei e, in posizione fetale, riuscivo a trovare un po' di pace. Mi addormentavo confortato dal calore della sua pelle.

Sogno d'amore.

I giorni passavano, fra passeggiate al Suk e insolite escursioni, ma il male stava per mostrare una delle sue facce più aggressive e imprevedibili. Durante la traversata del deserto, il primo attacco di panico della mia vita mi colpì come un pugno nello stomaco, lasciandomi senza fiato. Eravamo appena giunti in un'oasi, un sogno di colore e vitalità dopo chilometri di silenziose dune di sabbia.

Una fioritura di ginestre profumate e forti, in lotta contro l'aridità del deserto.

Ci sedemmo a riposare sorseggiando una bibita. All'improvviso un solletico sulla mano. Uno scarafaggio nero si stava insinuando fra le dita. Una mescolanza di orrore e panico si impossessò di me. Iniziai a muovere forsennatamente il braccio per liberarmi di quell'insetto schifoso. Tremavo come una foglia. Rossana sfiorò appena lo scarafaggio facendolo cadere per terra. Sparì nella sabbia in un istante.

«Tranquillo amore, sono qui, va tutto bene.»

Mi appoggiò le mani sulle tempie guardandomi negli occhi. Mi abbracciò con una forza che non conoscevo. Rincominciai a respirare con tranquillità. Le parole di Rossana, e l'intensità con cui mi comunicò il suo amore, mi fecero capire che, qualsiasi cosa fosse accaduta, l'avrei avuta al mio fianco.

Avevo bisogno di lei.

Respiri profondi.

Poche ore dopo rientrammo nella nostra camera d'albergo. Senza parlare mi infilai sotto la doccia. L'acqua scorreva sulla pelle e le lacrime si confondevano con quel getto potente. Rossana avvertì i miei singhiozzi. Con delicatezza, aspettò che chiudessi il rubinetto prima di parlarmi. Si appoggiò sul bordo esterno della doccia e, tirata la tenda, vidi che aveva gli occhi pieni di lacrime.

Nonostante la commozione, con voce ferma mi disse: «Non so cosa ti stia accadendo amore mio, vorrei saperlo, ma sarai tu a dirmelo, quando e come vorrai. Voglio solo che tu sappia che ti amo, come non ho mai amato nessuno, e che sono qui con tutto il mio cuore per stringerti e cullarti fra le mie braccia. In amore non c'è bisogno di tante parole, a volte anche il silenzio, riempito da un abbraccio, può valere più di tanti discorsi».

Gocciolante d'acqua, mi avvicinai a lei e scoppiammo in un pianto liberatorio di gioia.

I nostri cuori battevano all'unisono, per la prima volta l'amore sanava l'anima provata dal passato e dalle ferite.

Ritornato in Italia, feci tutti i controlli del caso, prima di tutto quelli endovenosi. Da quel momento il sangue divenne parte di me. Il laccio emostatico, la ricerca della vena con piccoli colpi sul braccio, il batuffolo di cotone con il disinfettante, e poi quel tirar via dal corpo il plasma rosso scuro. Una trafila sempre uguale che, nonostante la consuetudine, non ha annullato in me dubbi e interrogativi.

Ogni mese, da tredici anni, sono lì, in quella stessa posizione, a chiedermi cosa lo Scarafaggio stia facendo dentro me. Se abbia smesso per sempre di tormentarmi o se una nuova battaglia, magari più dura della precedente, sia già alle porte.

Sono solo.

Affrontai in solitudine il check-up completo consigliatomi dal papà di Giuseppe, con una serie di marcatori tumorali. Feci tutto di nascosto, strappando a Giovanni la promessa di non parlarne con nessuno.

I giorni che seguirono, fatti di attesa, inquietudine, paure, silenzi, passarono velocemente lasciandomi stanco e provato. A ogni trillo del telefono sussultavo. Ero scosso da brividi interni e una rigidità innaturale si impadroniva di me. Il corpo mostrava il tormento che la voce negava.

La chiamata dal laboratorio di analisi non tardò ad arrivare, sebbene mi sembrasse di aspettare il cancro da tutta la vita.

Dolore.

Era il 25 settembre del 1998.

Mi precipitai a ritirare la busta con la sentenza sul mio futuro. Nella sala d'attesa ero seduto su di una sedia fredda e sentivo la testa ronzare. Un analista di mezza età, con gli occhi chiari e la barba incolta, mi invitò paternamente a seguirlo. In una piccola stanza con le pareti grigie mi prese per mano, e con buon cuore mi lesse i risultati. La tireoglobulina, un marcatore tumorale, era completamente sfalsata.

Ghiaccio nel corpo e nell'anima.

Il medico cercò di farmi comprendere che gli esami evidenziavano una situazione seria ma non delle più gravi. Mi consigliò di rivolgermi a un bravo endocrinologo, perché al più presto avrei dovuto sottopormi a un'eco e, successivamente, a una scintigrafia *total body*.

Prima di congedarmi mi fece uno strano discorso sul potere della mente nella guarigione. Troppo confuso e spaventato, non riuscii a comprendere il senso delle sue parole, ma mi raggiunse l'umanità che trapariva dal suo volto.

Rimasi in silenzio.

Scarafaggio maledetto, ti odio!
Da quanto tempo sei dentro di me?

Avevo presentito il vero. I giorni di angoscia prima del viaggio in Marocco, l'inquietudine e il panico durante la vacanza, erano la voce dell'anima. Lo Scarafaggio si era annidato nel corpo, chissà da quanto tempo, senza che io me ne accorgessi.

Un conato di vomito mi salì fino alla bocca.

Immaginavo quel mostro ripugnante muoversi dentro di me con le sue sudice zampette. Lo vedevo spostarsi ovunque, dalla gola, alla ricerca di piccole falle nelle mie cellule di ventenne.

Un urlo muto.

Scarafaggio, stai già spegnendo sogni, gioia, speranze!

Rabbia.

Decisi che sarebbe stato il mio segreto. Nessun altro, a parte me, avrebbe sopportato quel peso di dolore. Il cancro mi aveva scelto, non ne sapevo il motivo, ma toccava a me affrontare la prova. Non avrei permesso che la coltre di buio in cui il male mi stava precipitando raggiungesse anche le persone che amavo.

Rossana. Mamma, papà, Alessandro, fratello mio, vi amo.
Sarò forte.

Uscito dal laboratorio di analisi, assorto nei pensieri, presi lo Scarabeo e andai in spiaggia, il luogo del sogno, teatro silenzioso dei segreti e della disperazione. Gridando contro il mare liberai tutto il dolore, la rabbia soffocata, le paure più atroci. Lacrime incontrollate mi rigavano il volto, perdendosi nella sabbia. La terra si confuse con il mio corpo.

Da quel giorno, tutto era cambiato per sempre.

Tanti rami secchi erano destinati a cadere e le foglie morte sarebbero andate perse, librandosi nel cielo. Ancora una volta, il giorno venticinque ricorreva nella mia storia. Testimonianza viva dell'abbraccio materno di Maria, al mio fianco senza che riuscissi ad accorgermene.

Luce.

A distanza di anni, in quel giorno di dolore vedo il suo manto candido rivestire il mio corpo. E avverto l'amore che solo una Grande Madre sa donare nei momenti più duri.

«*Cari figli! Oggi vi invito a diventare miei testimoni vivendo nella fede dei vostri padri. Figlioli, voi cercate i segni e i messaggi e non vedete che Dio vi invita con il sorgere del sole al mattino, che voi vi convertiate e ritorniate sul cammino della verità e della salvezza. Voi parlate troppo, figlioli, ma lavorate poco sulla vostra conversione. Perciò, convertitevi e cominciate a vivere i miei messaggi non con le parole ma con la vita. Così avrete la forza, figlioli, a decidervi per la vera conversione del cuore. Grazie per aver risposto alla mia chiamata*» (messaggio della Regina della Pace del 25 settembre 1998).

Il tempo si riavvolge in se stesso.

Scorrono i ricordi di una vita.

Ripenso ancora allo Scarafaggio e a quei giorni di sofferenza.

Coraggio.

Ventidue anni. Il cancro prosegue la sua corsa inesorabile verso il mio annientamento. Sono folle. Non riesco a pensare, non riesco a parlare, sono ridotto a un ramo secco in balìa del dolore e della paura.

Dopo il ritiro delle analisi, per settimane, indossai una maschera pirandelliana. E feci calare il silenzio sullo Scarafaggio. Alle domande di Giovanni risposi che era tutto nella norma, il piccolo nodulo era solo un innocuo rilievo della tiroide.

Trascurai la malattia, lasciando che la vita riprendesse a scorrere come se il cancro non avesse mai fatto la sua comparsa. In preda alla disperazione, non accettavo la verità. Inconsapevolmente iniziai a ignorarla. Negavo la rabbia che mi bruciava la mente e che si traduceva in improvvisi fremiti incontrollati. Negavo il dolore per la vita di ventenne sconvolta dal baratro della morte. Negavo la paura di non avere più un futuro, né progetti e sogni da realizzare.

L'amore per la vita gridava dentro di me e rifiutava il germe della fine che lo Scarafaggio aveva inoculato nel mio corpo. In una disperazione solitaria e folle decisi di non procedere con gli accertamenti che mi aveva consigliato l'analista. In casa cercavo di comportarmi normalmente, sebbene fosse evidente la mia inquietudine. Non condividendo il dramma con nessuna delle persone amate ero sempre più ossessionato, in preda a un delirio muto che mi toglieva lucidità.

Mi buttai anima e corpo nel teatro, sforzandomi di vivere l'amore per Rossana come se quel maledetto Scarafaggio non mi stesse divorando a poco a poco. Come se tutta quella sofferenza non stesse capitando a me. Come se il cancro lo stesse vivendo un'altra persona.

Urla mute mi squarciano l'anima.

La mia vita era una completa finzione. Recitavo fuori e dentro il palcoscenico, il volto soffocato da una maschera tragica. Il vuoto di verità che, anni addietro, mi aveva ferito il cuore, era riemerso a causa del male fisico. L'incomunicabilità del dolore mi attanagliava anima e corpo, parlarne avrebbe significato riprendere a sperare.

Nonostante ciò scelsi il silenzio. Il pensiero di distruggere la pace di mamma, papà, Alessandro e Rossana mi uccideva più del cancro. Non potevo sopportare di far soffrire chi mi amava. Soprattutto mia madre.

Mamma, sei la vita. Ti amo infinitamente.

Come potevo infliggerle l'ennesimo dolore?

Mamma, creatura semplice, dal cuore buono colmo d'amore. Troppe ferite nella sua storia. Troppo dolore.

Sin dall'infanzia, mai veramente vissuta. Prima la morte del padre, a pochi mesi dalla sua nascita, poi, a soli quattordici anni, la perdita della madre, l'ultimo affetto rimasto. Una vita stravolta, in mano a sconosciuti incapaci di prendersi cura di lei con amore.

Anni di solitudine e abbandono, fino all'incontro con la luce della sua anima: mio padre. Che le avrebbe donato il cuore e un'esistenza serena, senza poterla preservare dai nuovi dolori in agguato. La morte del mio primo fratellino a poche ore dalla nascita, la sofferenza nel portare avanti la crescita di Alessandro, segnata, inizialmente, da amare prove fisiche.

E ora il mio cancro.

Le lacrime mi accecano.

No, tutto questo no! Ti avrei protetta, mamma, a costo di mentire, fingere, soffrire in solitudine.

Ore, giorni, settimane, mesi. Tempo che passa. Lo Scarafaggio cresce dentro me.

Aprile. Primavera ovunque attorno a me, nel mio cuore il gelo. Senza accorgermene avevo superato il limite. La sera a teatro ero afono, spossato e stanco. Perdevo peso a vista d'occhio, uno strato di pelle sottile mi rivestiva le ossa. Non potevo più negare a me stesso il male che mi consumava. Non potevo più nasconderlo alle persone che mi erano accanto. Lo Scarafaggio era dentro di me, e stava risucchiando nel buco nero della morte il futuro.

Dovevo riconoscere quello che mi stava accadendo e lottare a viso aperto contro quel male.

Paura.

Molto tempo delle giornate lo passavo in silenzio davanti allo specchio, a tastare quel nodulo che cresceva sempre più. A casa finirono col notarlo ma misi in fretta a tacere le domande, spiegando che si trattava di una semplice infiammazione delle corde vocali dovuta allo sforzo.

«Un bravo logopedista mi sta seguendo.»

Bugiardo di un cancro!

Schiavo della finzione, mi accorsi che quel castello di carta iniziava a sgretolarsi in modo irrimediabile. Come la caduta di una valanga dalla vetta di una montagna avvolta dalla nebbia. Il corpo provato, e l'inquietudine che mi dominava, influenzavano la credibilità di quella recita. Era sempre più visibile il male che mi consumava cellule e anima.

Lo Scarafaggio stava vincendo.

Di giorno in giorno aumentavano le sofferenze fisiche e, nonostante le buone intenzioni e la voglia di preservare i miei cari, un dolore senza nome finiva col trasmettersi da me a loro.

Rossana si macerava in silenzio. Vedendomi molto

spesso turbato e assorto, temeva che il nostro rapporto stesse perdendo vitalità e faceva di tutto per trasmettermi tenerezza e amore. Era sempre accanto a me, e cercava di oltrepassare il muro di silenzio che avevo eretto, attraverso un dialogo maturo e forte.

Mani che si sfiorano. Un sorriso timido. L'amore che va oltre le parole.

Lo Scarafaggio mi stava divorando la vita. Ma io tacevo, andavo avanti a occhi chiusi, vivendo un'esistenza senza senso. La paura mi faceva chiudere sempre più nella solitudine dell'anima, che si macchiava di dolore. Mi attanagliavano una sofferenza fisica e una sofferenza interiore che non avevo mai provato prima. Non potevo più fingere, quel tragico segreto mi stava consumando dall'interno. Ero sempre più magro. L'immagine nello specchio mi rimandava una verità che non potevo più accantonare.

Più volte al giorno sfioravo con le dita la medaglietta della Madonna che portavo sempre con me. In brevi preghiere mute e contratte chiedevo alla Vergine di darmi la forza e, soprattutto, il coraggio di raccontare tutto. Liberandomi di quel peso soffocante di paura e dolore.

Ormai ero consapevole di essere malato. E che i mesi trascorsi dal ritiro delle analisi non giocavano a mio favore. Tuttavia, non avevo fatto nessun altro controllo, atterrito dall'idea di parlare ai miei genitori della malattia. Vivevo in un incubo, sentendomi colpevole di portare la sciagura nella mia famiglia.

Il baratro è a un passo.

Mamma, papà, siete sereni ora, come posso precipitarvi nell'inferno?

La disperata invocazione d'aiuto trovò risposta in aprile. La Provvidenza e la mano di Maria mi guidarono fino alla persona che mi avrebbe aiutato a non portare più quel macigno da solo. Annibale, medico dal grande cuore, caro amico di sempre, come un angelo prese su di sé il carico di una confessione che la bocca non riusciva a proferire.

Fu lui a diagnosticarmi il cancro, seguendomi nel terribile iter ospedaliero che mi ero finalmente deciso a compiere: altre analisi di laboratorio e poi l'ecografia, una scintigrafia *total body*, l'ago aspirato. E, soprattutto, fu lui e a rivelarlo a mamma e papà. Con estremo dolore e, allo stesso tempo, con grande amore e forza.

Annibale, gigante buono. Sei nel cuore.

Non seppi mai cosa si dissero. Il dolore mi tolse la forza di domandare, e l'amore dei miei genitori li trattenne sempre dal raccontarmi di quel momento. Rientrarono a casa senza far rumore, io finsi di dormire per non affrontare i loro occhi smarriti e lucidi. Il giorno dopo, a colazione, trovai un padre e una madre rivestiti di forza, pronti a lottare al fianco del figlio.

Nessun rimprovero per il silenzio di mesi. Nessuna domanda. Solo il calore di un abbraccio e il conforto di carezze amorevoli.

Ho conosciuto il cancro ma non l'abbandono.

Ora sei in silenzio, Scarafaggio. I battiti del cuore ti confondono.

Insieme scegliemmo il Policlinico Sant'Orsola di Bologna per l'intervento. Nel giro di pochi giorni, mi ritrovai nella città che mi aveva fatto conoscere il cancro dell'anima e che, ora, si sarebbe presa cura del cancro fisico.

Mi operai il tre maggio del 1999.

Madre del cielo, nel mese dedicato a Te, hai voluto mostrarmi il Tuo amore ancora una volta.

In ospedale, la presenza di mamma, papà, Alessandro e Rossana, fu la certezza che avrei potuto superare quella prova devastante.

Rossana.

Piccola donna con il cuore di roccia. Mi accarezzava il viso, mi stringeva le mani. Nei suoi occhi sereni e determinati trovavo la motivazione per combattere contro quel maledetto Scarafaggio. Nel cuore coltivavo la speranza di riuscire a sconfiggerlo.

Non c'è malattia che si possa vincere in solitudine. La sofferenza appartiene sempre a chi la vive, ma non può restare una prova individuale. I malati hanno bisogno di comprensione e vicinanza. Non di compassione, né di abbandono. Il cancro non mente. Rivela la falsità dei sentimenti, brucia le stoppie inerti di ogni vita, lascia sopravvivere solo i germi di vero amore e i semi di verità. Ed è una malattia assai strana. Subdola e multiforme, gioca con la vita come sul piano di una scacchiera. Occorre studiarne i punti deboli e cercare un contatto, un ipotetico dialogo, infame, che crei le condizioni per arginare le sue mosse.

Il cancro non si può sfidare. E va combattuto sul fronte del corpo e nella trincea dell'anima.

Scarafaggio, tra poco sarai snidato e strappato via dal corpo.

Hai risucchiato nel tuo vortice di morte la spensieratezza dei miei vent'anni. Corrodendo la gioia del primo, vero, amore. Affliggendo il cuore di una madre.

Ma non sei riuscito a fermarmi il respiro, né a soffocare la speranza.

Scarafaggio, ti odio e te lo dico.

Oggi si scende nell'arena. Non mi vedrai retrocedere. Ti vivrò finché avrò fiato.

Ricordi indelebili.

Nudo, rivestito di un anonimo camice bianco. In barella percorro un corridoio infinito. La luce delle lampade al neon mi richiama alla mente le tante notti sul palcoscenico, a calcare travi cigolanti. Il richiamo della bellezza della vita mi fa serrare i pugni.

Coraggio.

Prima di entrare in sala operatoria mi sciolsi nello sguardo di tutti i miei cari. Il cuore esplose.

Attimi eterni.

Rossana, mi accompagneranno i tuoi occhi riscaldati d'amore.

Papà, il tuo sorriso di luce sarà la mia forza.

Alessandro, quanto calore nelle tue mani strette alle mie!

Mamma, tu sarai la speranza che mi terrà legato alla vita.

Gli occhi di mamma furono gli ultimi che incrociai prima di sparire dentro la sala pre-operatoria. È inspiegabile il dolore che prova un figlio nel veder soffrire la propria madre. È una sofferenza atroce. Quell'ultimo sguardo bruciò in me ogni residuo di paura. Mi sentii rivestito di una saldezza e una serenità interiori che non conoscevo. Come se, all'improvviso, timori e incertezze non trovassero più appigli dentro di me.

Ero pronto.

L'intervento avrebbe strappato via lo Scarafaggio dal corpo. Avvertivo nel cuore una forza nuova. Un cammino verso la libertà mi attendeva. E, sebbene fosse pressoché certa la radioterapia dopo l'operazione, una forza prodigiosa mi spingeva ad aver fiducia e a essere fiero di me.

La porta della sala operatoria si spalancò e fui investito dalla viva consapevolezza che mi sarei risvegliato in mondo diverso, con una nuova identità e una vita cambiata.

Mi addormentai in pace sotto l'effetto dell'anestesia.

L'intervento durò più del previsto. Per oltre cinque ore e mezza una straordinaria équipe medica lottò per stanare lo Scarafaggio, liberando il corpo dal suo contagio. Il cancro era incapsulato nella zona tiroidea ma aveva intaccato tutti i linfonodi paratiroidei. Se avessi lasciato passare ancora del tempo, prima di decidermi a lottare ad armi pari contro la malattia, oggi, forse, non sarebbe rimasto molto di me.

Brividi.

Respiro.

Mi risvegliai con il sole che filtrava dagli scuri. Piccoli rettangoli di luce riscaldavano il cuore. Ero sereno come non mai. Appena aperti gli occhi incrociai quelli di mamma, il suo sguardo commosso mi cullò l'anima. Le feci cenno di avvicinarsi a me. Vedendomi legato al letto con i drenaggi tesi sui due lati, ebbe paura di accostarsi e di farmi male. Fui io stesso a prenderle le mani e a portarle verso di me. Ci perdemmo in un abbraccio d'amore che fu la medicina più potente dopo mesi di dolore. Le lacrime ci impedirono di parlare.

Accanto al letto c'era anche papà. Intravidi i suoi occhi lucidi. Non lo avevo mai visto piangere. Saperlo lì, in quel momento, vicino a me, a vigilare su ogni respiro e piccolo sussulto, mi toccò il cuore.

Papà.

Abbiamo sempre avuto un rapporto così speciale. Caratterizzato da profonda comprensione e da scontri accesi perché eravamo fatti della stessa sostanza. Il carattere schietto, autentico, libero da schemi, refrattario alle imposizioni. E un cuore buono, capace di grandi slanci.

Lacrime scendono a bagnare le mani.

Quel giorno, il silenzio di papà, insolito in un uomo tanto comunicativo, fu per me l'ennesima prova di quanto profondo fosse il suo amore e di come il cancro lo stesse ferendo nell'anima.

All'improvviso si avvicinò verso la testa del letto, mi sfiorò i capelli e sussurrò: «Figlio mio, anche questa volta hai vinto tu!». Una lacrima di gioia gli cadde fino a fermarsi sul mio viso. Commosso, la lasciai scivolare lungo il profilo della guancia, mentre sorridevo e gli stringevo le mani.

Alessandro e Rossana restarono fermi, immobili, senza riuscire a dire nulla. Negli occhi, rossi e gonfi, lessi l'amore e l'orgoglio, per quel piccolo uomo che con tutte le sue forze cercava di iniziare una nuova vita, a testa alta. Sapevano che non sarebbe stato facile. Lo Scarafaggio non si sarebbe arreso facilmente. Ma il loro Fabio ce l'avrebbe messa tutta per riprendersi il futuro. Erano consapevoli della caparbietà e la luce dei miei occhi si rifletteva nei loro, velandoli di emozione.

Alessandro si avvicinò a papà e, senza dire nulla, mi strinse forte le mani. Rossana, accarezzando mamma, lentamente si chinò fino a sfiorarmi le labbra. Conservo quell'attimo impresso a fuoco nell'anima, e ricordo il sapore della rinascita.

«Ti amo amore mio», riuscii a sussurrare.
«Sei il mio orgoglio», mi rispose piangendo.

In quel momento avrei desiderato che il tempo smettesse di scorrere. E che le persone più importanti della mia vita restassero per sempre accanto a me. Era la gioia vera. Era la prima risposta concreta allo Scarafaggio, che immaginavo tramortito in un cantuccio. Non mi illudevo che avesse deposto definitivamente le armi ma, quel giorno, era fiaccato dall'intervento e dalla forza dell'amore.

Pace.

Chiesi a mamma di aprire il cassetto del comodino accanto a me. C'era un piccolo Rosario, il primo di una vita, regalo dalla mamma di Rossana nel giorno della partenza per Bologna. Era il Rosario di santa Rita. Profumava di rose e ad esso avevo legato la medaglietta della Madonna di Medjugorje. Lo strinsi fra le mani.

Rossana si piegò verso di me e, in silenzio, sciogliemmo i dieci grani dell'*Ave Maria*.

Gioia infinita.

Il caldo abbraccio di Maria consolò il mio cuore, afflitto da una prova tanto ardua. In quei minuti di silenziosa orazione compresi nel profondo dell'anima quanto la fede fosse il nuovo cammino da seguire. In un mondo che già si rivelava diverso dopo il mio risveglio.

Riposo del cuore.

Casa.

I giorni trascorsero veloci e ben presto mi ritrovai nel letto di casa. Tutto aveva un sapore nuovo. Godevo delle cose più semplici, con una felicità mai provata prima. I silenzi delicati di mamma, la radio sempre accesa di papà, i sorrisi imbronciati di Alessandro. Il mio paese di verdi sfumature.

Panorami di gioia che la telefonata dal Sant'Orsola non riuscì a soffocare.

Scarafaggio, sei ancora vivo.

L'esame istologico confermò una verità a cui, da giorni, cercavamo di prepararci, sebbene un'umana speranza ci spingesse a confidare che l'intervento avesse debellato ogni traccia del male. Il verdetto fu Carcinoma Papillifero. Radio Iodio Terapia la risposta della medicina.

Respiro.

La consapevolezza che ad attendermi ci sarebbero stati giorni di reclusione in una stanza d'isolamento, lontano da tutti, fuorché dagli altri radioattivi, sprofondò mamma in un immediato sconforto. Vedere il suo dolore mi turbò più del pensiero della terapia. Dentro di me serbavo una profonda, quanto miracolosa, serenità che, riflettendosi negli occhi e nelle parole, riuscì a infondere nel cuore di mamma una nuova speranza.

Radio Iodio Terapia. Un nome spaventoso che significava vita per me. La via che mi avrebbe condotto scientificamente alla guarigione.

Abbi fede.

Nulla, in quel momento, avrebbe potuto spezzare il rinnovato equilibrio che avvertivo dentro di me. La vicinanza dei miei cari e l'aver affrontato lo Scarafaggio guardandolo negli occhi, senza incoscienza ma neppure paura, mi avevano forgiato l'anima nel fuoco. Nonostante i postumi dell'intervento e l'avvicinarsi del nuovo ricovero, quella rinnovata consapevolezza restava viva in me. Il corpo era provato ma lo spirito non subiva scossoni.

Mi era stata completamente asportata la tiroide e, in attesa della terapia, non potevo assumere l'Eutirox, il fedele farmaco sostitutivo, così mi sentivo sempre stanco, fiacco, spossato. A fronte della debolezza fisica, prodigiosamente, non smarrii il rinnovato vigore che sgorgava dal cuore.

Scarafaggio, sei maledetto, nasci nella morte e ad essa vuoi tornare. Non sei mai sazio, non accetti di ve-

nire a patti, cerchi la rovina, la piena distruzione. Non ti accontenti del corpo, è l'anima il tuo vero obiettivo. Sei seme del diavolo. Ma è con l'amore che sarai sconfitto.

21 giugno 1999: nuovamente a Bologna. Nel reparto di Medicina Nucleare del Sant'Orsola Malpighi, pronto a bombardare di radioattività quel che era rimasto in me dello Scarafaggio.

Una piccola stanza a due letti, schermata da un muro per bloccare la contaminazione, sarebbe stata la mia casa per cinque interminabili giorni. Ero prigioniero di un bunker dove l'umanità faticava a penetrare, dove il terrore della radioattività spingeva i portantini a lasciare, come fulmini, il pranzo dei malati sulla soglia. In quell'irreale spazio al di fuori della ragione, l'unica compagnia era Pietro, un ragazzo marchigiano silenzioso, in lotta contro ansia e paure.

Una mano gelata stringe la gola.

Il contatto visivo con il mondo era concesso tramite un finestrone che dava sul parco dell'ospedale. Mentre la comunicazione poteva avvenire solo con un cellulare, che tenevo quasi sempre spento, e un videocitofono per chiedere aiuto in caso di emergenza.

Una telecamera a soffitto permetteva a medici e infermieri di osservarci, come fossimo in un reality show, e solo al mattino ci venivano chieste notizie sul nostro stato psicofisico. Per riempire il vuoto e la noia di giornate di prigionia, avevamo a disposizione libri e un televisore che si vedeva a metà, perché le radiazioni avevano bruciato il tubo catodico.

Sii forte. Fuori da quest'inferno ti aspetta la vita!

Prima di rinchiudermi in quel gelido acquario ovattato, ebbi un colloquio con la dottoressa che mi avrebbe somministrato la pillola radioattiva. Assieme a lei lessi l'elenco infinito di controindicazioni e istruzioni da seguire prima e dopo la terapia.

Ricordo che, in quel momento, non furono paure e dubbi a prevalere, quanto un unico pensiero doloroso: la possibilità, seppur remota, di rimanere sterile. Un pugno mi colpì proprio al centro del cuore. All'improvviso, un turbinio di ricordi foschi, legati alla vuota e sfrenata sessualità degli anni bolognesi, risvegliò in me la consapevolezza di quanto quell'atto di unione dovesse essere vissuto con consapevolezza, come un dono d'amore, un incontro di anime che genera vita. Turbato da un passato in cui non trovavo più alcuna rispondenza, mi rinchiusi nel piccolo bunker pronto a confrontarmi con nuovi dolori.

Ci siamo, Scarafaggio. Sono radioattivo anche per te. Il mio corpo è diventato il luogo della tua morte. Presto ogni tua cellula sarà bruciata. Addio.

Acqua. Litri di acqua. E limoni succhiati. Per espellere la radioattività era necessario bere fino a non poterne più, ferendosi la bocca con l'acidità degli agrumi.

Dolore.

Mi sembrò che le giornate si riducessero a due sole operazioni. Bere e vuotare la vescica. Tutto ruotava attorno a quegli obblighi che avevano in sé la chiamata alla vita. Mi gonfiai fino a non riconoscermi più nello specchio. Solo in prossimità della fine di quella reclusione, il corpo tornò ad assumere delle fattezze riconoscibili.

La notte faticavo a dormire. E i pochi sogni erano frammentati. Stretto nel pigiama che avrei dovuto gettare al termine della terapia, mi chiedevo chi avesse occupato quel letto prima di me.

Fra quelle lenzuola chi ha sofferto? Che ne è di lui, adesso?

Domande senza risposta.

Il cancro non offre mai risposte. Sferza con infinite e dolorose domande che si traducono in un muto soliloquio. Quei cinque giorni di isolamento furono il deserto con cui toccai la nudità dell'anima.

In una valle di silenzio, sudore, sete e lacrime conobbi il dolore del buio della speranza.

Il 25 giugno 1999, a un anno esatto da quella terribile notte bolognese in cui toccai il fondo più nero e fui tratto in salvo dalle braccia tese di Maria, la rabbia della disperazione mi spinse a un gesto sconsiderato.

Soffocato dall'isolamento del bunker, prostrato dalla solitudine e dal dolore del corpo, spalancai la porta schermata del reparto. Incurante di allarmi, urla di medici e infermieri, sprezzante del pericolo a cui esponevo me stesso e gli altri, camminai lungo i corridoi del reparto, impregnato di radioattività. Ciò che vidi piegò in me rabbia e impulsività.

Chemioterapia. Radioterapia. Cobaltoterapia.

Bambini, uomini e donne adulti, anziani, ragazzi. Il dolore del mondo nei loro occhi. Il corpo che diventa lo specchio dell'anima. La vita che fugge via assieme alla fiducia. Uno scenario desolante di creature attaccate all'ultimo respiro di salvezza.

Raggelato, senza parole e con il cuore gonfio di sofferenza ritornai nella stanza d'isolamento e mi chiusi nel silenzio. Sentii nell'anima il bisogno di confortare, di testimoniare la speranza, di comunicare l'amore che mi aveva riscaldato la vita.

Ancora una volta, nella mia storia, il venticinque del mese si identificava con un momento di profonda scossa umana. Di profezia e soccorso.

«Cari figli, oggi vi ringrazio perché vivete e testimoniate con la vostra vita i miei messaggi. Figlioli, siate forti e pregate perché la vostra preghiera vi dia forza e gioia. Solo così ciascuno di voi sarà mio ed io lo guiderò sulla strada della salvezza. Figlioli, pregate e testimoniate con la vostra vita la mia presenza qui. Che ogni giorno

sia per voi una gioiosa testimonianza dell'amore di Dio. Grazie per aver risposto alla mia chiamata» (messaggio della Regina della Pace del 25 giugno 1999).

Risposta alla sofferenza. Maria. Madre.

Silenzio.

Il sabato fui dimesso e, prima di tornare a casa, decisi di salire sui colli di Bologna, fino a San Luca.

Bologna, sei sotto i miei occhi e da qui posso urlare tutta la libertà che è dentro me.

Gridai di gioia, di ribellione e di felicità. Piansi tutto il dolore fino a provare solo la pace. Avevo debellato il cancro. Lo Scarafaggio era stato sconfitto e dinnanzi a me si dispiegava un arcobaleno di sogni a occhi aperti. L'amore, la famiglia, il lavoro. Il ritorno a teatro, portando quell'esperienza di sofferenza e rinascita sul palcoscenico. Avrei condiviso l'incontro con la malattia e testimoniato la vita.

Finalmente avrei amato Rossana senza riserve, abbandonandomi alla purezza del suo sentimento. Mi aveva curato restandomi accanto e rispettando il dolore. Senza farmi mai sentire un peso o provare l'umiliazione della pietà. Avrei amato mamma, papà e Alessandro, con nuova intensità, condividendo con loro le verità più intime dell'anima, senza maschere né falsi pudori.

L'immensità della gratitudine.

Il cancro mi ha insegnato la forza della vita. Il cancro mi ha fatto conoscere l'amore. Il cancro mi ha donato la verità di me stesso.

Sono un uomo fortunato.

Il cancro non si può vincere nel vuoto del cuore. Il male disperde i legami fondati sulla sabbia e fonde nell'acciaio i sentimenti più veri.

Mamma, papà, Alessandro, Rossana. Vi amo. Vi devo la vita. Perché nessuno di voi mi ha mai fatto sentire debole e malato. Scorgere l'orgoglio nei vostri occhi, di fronte alla mia battaglia, mi ha donato una forza sconosciuta. Non mi avete negato affetto, lacrime, sorrisi. E, dopo il mio forzato silenzio sulla malattia, avete scelto di liberarvi da giudizi e paure, per vivere pienamente il cancro assieme a me.

Lacrime di gioia.

Per voi, e per me, il cancro non è mai stato il male oscuro, il male impronunciabile, il male incurabile, non è mai stata una maledizione o una punizione. Non ci siamo mai chiesti perché fosse capitato proprio a me e perché la sofferenza avesse colpito la nostra famiglia.
Siete stati riflesso dell'amore di Cristo. Di quell'amore privo di ogni egoismo che diventa rinascita.

Trionfo sul male.

SECONDO ATTO

Rintocchi di campane.
Mi riportano al presente.

Madre di misericordia, donami la forza di testimoniare il dolore.

Sono le otto di sera. A momenti avrà inizio la salita sulla collina delle apparizioni. L'anima è scossa dai ricordi. A distanza di tredici anni dalla sua comparsa, il cancro ha lacerato il corpo non riuscendo a strapparmi il respiro. Ha cercato di rubarmi l'anima, ha perso la sua battaglia, ma mi ha lasciato ferite che faticano a rimarginarsi.

Sono stanco, Mamma.
Ho bisogno che Tu ti prenda ancora una volta cura di me.

Raggiungo la Comunità di Nuovi Orizzonti radunata ai piedi del monte. Sorrisi luminosi mi accolgono. Braccia fraterne mi cingono le spalle. Sguardi d'amore mi incoraggiano nella fatica. Senza bisogno di parlare, sento che quella pena è compresa e condivisa.

Insieme, stretti gli uni agli altri, iniziamo a salire verso la cima.

Lo Scarafaggio mi ha divorato a poco a poco le forze, non rendendomele più indietro. Ho un corpo fragile che sperimenta ogni giorno i suoi limiti attuali. Sono molto magro, obbligato a dosare le energie.

Ansimo.

Prima di ogni scalata alla Collina, mi domando se riuscirò ad arrivare fino in fondo. Mi metto in cammino affidandomi a Maria perché la stanchezza mi impedisce di contare sulle mie sole forze. Eppure, miracolosamente, salita dopo salita, raggiungo la vetta con la dolcezza di una spinta materna dietro la schiena. Mani amorevoli mi accompagnano nel percorso. Arrivo in cima. La montagna mi offre il suo saluto.

Mi butto ai piedi dell'immagine di Maria che, candida, si staglia nel buio. Effigie di una luce che non si consuma.

Madre d'amore.

Notte di contemplazione.

L'anima esulta. Lacrime di guarigione scorrono sul viso. Il dolore dell'anima si libera in singhiozzi silenziosi.

Madre, sono qui seduto di fronte a Te. Il sole si è nascosto dietro le colline e la Croce del Krizevac trionfa sul monte.

Sono qui, Madre.

In ginocchio sulle pietre di questa Collina, che oggi saprà anche di me e delle mie sofferenze. Sono tanti i massi che, dal cuore, stanno rotolando lungo la Collina. I dubbi, le paure, le perplessità, le sofferenze di una vita sono tutti qui con me, in questo lembo di terra baciato dal Tuo amore.

Ti sento, Madre. Sei mia Madre. Ti amo, Madre e solo con Te, cadendo fra le Tue braccia, ho capito che potevo diventare un uomo diverso.

Quanta gente, chi scalza, chi con il bastone, chi a tentoni, sale lungo il monte aggrappandosi alla speranza.

Qui si respira la pace e si avverte il Tuo profondo amore di Madre.

Quante paure, quante ferite sul petto, quanti dolori mai perdonati e quanta solitudine. Mi fa paura la solitudine, quanto mi fa paura la malattia. Sì, oggi mi scopro più debole, perché tante volte lo sconforto si prende gioco di me! Eppure, oggi sono qui e mai avrei creduto di arrivare a provare tanta felicità. Salire su questa Collina e toccare il cielo con un dito stando con i piedi per terra.

Madre mia, quanto t'amo e quanta forza mi dà il Tuo sguardo sapiente.

Ecco, il cielo che si colora di rosso, e la luna che lentamente si accende, e Tu, Madre, sei pronta ad accoglierci e farci sentire ancora un altra volta Tuoi figli. Che errore è essere lontani da Te, che strazio il martirio che Tuo figlio ha dovuto subire, in un omertoso silenzio che nessuno osa spiegare, perché la Resurrezione è la risposta più grande. Ecco il palcoscenico vivo della gioia! Dell'uomo che diventa carne e il suo cuore è sorgente viva di lacrime e preghiere. Le tenebre fanno spazio alla profonda forza che tu sai donarci.

Ho avuto paura di cadere ma, in questo cielo, voglio volare abbracciando le nuvole, senza chiudere gli occhi, perché questa è la fede. E se la sofferenza busserà ancora alla mia porta, il cuore si aprirà e diventerà umile offerta, perché amandoti ho ritrovato me stesso. Eccomi Mamma, a nudo su questa Collina che mi ha donato la voglia di essere me stesso.

Sì, Madre. Ai piedi della Tua immagine di luce trovo la forza di accogliere i dolori del passato. Voglio essere strumento del Tuo amore. Ti affido i miei limiti di uomo ferito. Donami la forza di ricordare. Aiutami ad amare la sofferenza, per diventare testimone del miracolo della Resurrezione.

Oggi, come allora, non sono a chiedermi nessun perché.

Sono sulla collina delle apparizioni.

Il Podbrdo.
Mi guardo attorno.

Siamo tutti qui. Io e i miei fratelli.

Odore di terra bagnata e, nel silenzio, fruscio di foglie accarezzate dal vento. Un coro di cicale risveglia ricordi di estati felici. L'anima è avvolta dalla tenerezza.

Il cuore trema.

Papà, penso a te.
Ti rivedo, sotto i pini della nostra casa al mare. Le tue mani calde. Gli occhi pieni di luce. L'eco delle tue risate, le infinite emozioni dipinte sul viso. Quante serate allegre con gli amici di sempre! Eri il nucleo di attrazione. Con la tua saggezza e una vivacità che ricordava l'estate.

Brividi.

Sapevi sognare, papà. E quei sogni erano il sale della tua vita. Mamma, Alessandro e io, la forza con cui lottavi per trasformarli in realtà.

Ti hanno ucciso.

Il 20 gennaio del 2008. Una domenica, con il sole appena sorto. Per te il mattino era il buongiorno della vita, una nuova alba di operosità, un'occasione per costruire e per godere delle gioie più semplici.

«Papà, evita quella strada, è troppo pericolosa. Soprattutto la domenica mattina! Ci passano ragazzi impasticcati di ritorno dalle discoteche. È un rischio inutile. Te lo dice uno che lo vive il popolo della notte!»

«Già! E io e tua madre nel letto a preoccuparci!»

Un'espressione sorniona. Occhi che ridono.

«Alla casetta al mare ci sono tanti lavori da fare, lo sai. Deve essere pronta per la prossima estate. Voglio fare una sorpresa alla mamma!»

Un uomo onesto. Marito innamorato e padre premuroso. Un amico leale.

Tante definizioni racchiuse nel tuo cuore buono. Un'infinita ricchezza spezzata in un istante, sul ciglio di una strada provinciale, costeggiata di alberi da frutto e vigneti, in una campagna calda che amavi.

Dolore che scortica la pelle.

Che valore ha la vita, papà?

Due ragazzi salgono in auto dopo una nottata di sballo. Con la vista annebbiata e i sensi alterati, la coscienza soffocata, a folle velocità vanno ad accartocciare fra le lamiere il futuro di un innocente. Spegnendo per sempre un sorriso che era la gioia e la pace. Mutilando il destino di una moglie e due figli.

Perché?
Un urlo squarcia l'anima.

Non ero assieme a te, quel maledetto giorno, ma immagino tutto. Un paesaggio dell'anima scorreva lento sotto i tuoi occhi.

Ti vedo, papà.

I tuoi occhiali sempre puliti e il tuo buon odore di dopobarba. Le mani alte sul volante e l'andatura dolce per godere del risveglio della natura. La musica nello stereo, compagnia fedele di ogni viaggio. I tuoi cantautori preferiti, eredità degli anni della radio.

«E poi,
Più in alto e ancora su,
Fino a sfiorare Dio,
E gli domando io:
"Signore, perché mi trovo qui,
Se non conosco amore?".
Sboccia un fiore malgrado nessuno lo annaffierà,
Mentre l'aquila fiera, in segreto a morire andrà,
Il poeta si strugge al ricordo di una poesia,
Questo tempo affamato consuma la mia allegria...
Canto e piango pensando che un uomo si butta via,
Che un drogato è soltanto un malato di nostalgia,
Che una madre si arrende ed un bambino non nascerà,
Che potremmo restare abbracciati all'eternità...»

Renato Zero ce l'avevi nel cuore.

«...Più su, più su...
Fino a sposare il blu,
Fino a sentire che,
Ormai sei parte di me...
Più su, più su, più su...»

Attimi. E il sole non è sorto per tanto tempo.

Uno scontro frontale dopo una brutale invasione di carreggiata. Battiti del cuore che si spengono. Una vita che vola via. Altre che restano inchiodate in un lungo abbraccio perduto.

Quanto dolore.

Sono passati tre anni.

Un inverno si è fermato sulla superficie delle anime di chi ti amava, come un velo di brina ghiacciata. Una coraggiosa fiammella di speranza resta accesa solo nel profondo del cuore. E quel gelo si scioglie al calore del tuo ricordo e della certezza che sei vivo, papà.

Ti sento. Qui, dentro me. Fuoco acceso al centro del petto. Riscaldi, illumini, bruci, senza spegnerti mai.

Scorri nel sangue.

I tuoi occhi sono chiusi per sempre, le tue spoglie mortali ora dormono. Ma tu sei consegnato all'eternità.

Nelle braccia di Cristo risorto, l'unica via attraverso cui la croce diventa Resurrezione.

Avvolto dalla solitudine, Madre, mi prostro dinnanzi a Te.

Cerco la pace nel Tuo cuore trafitto, in cui ogni pianto è consolato. Dietro la schiena, sento le Tue mani sostenermi nella salita al monte delle apparizioni.

Penso agli ultimi anni di questa vita, alla morte di papà, agli occhi spenti di mamma, all'inquieto smarrimento di Alessandro.

È atroce la morte. Un attimo prima c'è la vita, con i suoi ritmi, le piccole abitudini. Con il lavoro, le cene con gli amici, la spesa il sabato, le notti serene nel proprio letto. Un istante dopo, invece, nulla ha più senso. Rimani ghiacciato in quel momento di incredulo dolore con una vita che comincia a girare all'incontrario, avvitata su se stessa, in un limbo di ricordi che aiutano a vivere.

Madre mia, quanta sofferenza e quanto sgomento.

Mi aggrappo all'amore che vince la morte, che trasfigura il dolore. E di cui Tu sei testimone. Quanto t'amo e quanto coraggio mi dà il Tuo sguardo sapiente!

Vorrei rivedere quella forza in mia mamma e sentire di nuovo il calore di papà. Non è possibile. Indietro non si torna.

Madre, io accetto la sofferenza. La accolgo. Non vivrò di ricordi, ma di presente che si nutre di Te.

Silenzio. Ore che scorrono. È notte.
Cittadella Cielo riposa.

Lacrime bagnano il cuscino. Il peso del corpo è abbandonato sul letto della mia stanza. Stringo i grani del Rosario e affido a Maria le pene dell'anima. Colpi leggeri alla porta mi fanno sobbalzare. Una voce familiare calma il cuore.

«Fratello, poche righe per te... A domani. Buonanotte!»

Una busta scivola sotto l'uscio.

Luca.
Dolce fratello d'anima. Sei un dono di Maria. Segno tangibile che Cristo non ci lascia mai soli in balìa del dolore, né ci abbandona a prove superiori alle nostre forze.

«Caro Fabio,
a pochi giorni dal mio ritorno in Italia, sento il desiderio di scriverti e di aprirti il mio cuore che vibra d'affetto per te e per questa incredibile vita alla quale siamo chiamati. Sulla collina delle apparizioni eri così vicino a me che ti ho sentito singhiozzare. Avverto con forza tutto l'Amore che ti travolge e che ti conduce nel misterioso luogo dell'incontro con il nostro Dio d'Amore... Un Re che ha scelto come corona le spine, e come trono la croce, proprio per offrirci il Suo "ti amo". Quel "ti amo" che ti ha commosso, nella contemplazione del mistero di dolore-amore. Un "ti amo" che ci spinge a

restare sempre con le braccia aperte per accogliere tutte le gioie e dolori che l'amore ci dona.

Che bella la nostra amicizia, che gioia essere insieme a Medjugorje!

Ripenso al giorno in cui, per la prima volta, sei venuto a Piglio e mi hai conosciuto, ancora tanto indurito dalle botte della vita. Ricordo anche che eri con me, assieme a don Giacomo, davanti a centinaia di persone mentre io testimoniavo per la prima volta tutto il mio dolore trasfigurato. Quante lacrime d'amore quella sera, la gioia della Resurrezione ha cominciato a sgorgare nel mio presente, rafforzando la nostra amicizia. Ora che siamo qui, in questa terra congiunta al cielo, provo a pensare al nostro misterioso futuro. L'unica certezza che provo è che saremo uniti, con le braccia aperte verso la roccia della nostra salvezza, erosa dal peso dei tanti cuori che quel "ti amo" ancora non lo hanno accolto.

Ora tocca a noi, abbracciando con speranza le nostre croci quotidiane, annunciare Cristo e continuare la Sua opera.

Fratellino, ti lascio alle materne braccia di Maria, che sono sempre aperte per amare tutto di noi. Io mi incammino verso chi aspetta una mano tesa per superare le tante buche nascoste sotto un bel tappeto rosso. Verso chi aspetta il Signore. Ti voglio lì, con me, fratello, verso la santità – sempre –.»

Brividi di commozione.

Il cuore si espande nutrendosi della verità delle tue parole, Luca.

Grazie, Gesù, perché ci hai mandati a due a due. Grazie per questa Comunità di fratelli in cui, ogni giorno, trovo conforto, guida, forza per il mio cammino. La Tua chiamata a testimoniare l'Amore, abbracciando la croce, è il senso ultimo del mio andare. Il sorriso sulle labbra con cui annunzio, a chi vive nell'ombra della morte, che esiste una luce che non si consuma. Che non vi è piaga che non possa essere sanata, né peccato che non trovi Redenzione. Il cuore misericordioso di Maria è l'orizzonte di luce in cui fisso lo sguardo nei momenti di sconforto e di dolore. Per ricordarmi che la vita eterna ci aspetta e il Golgota è strada maestra per la gloria del cielo.

Papà.

Ti sento. Tu sei nella pace. Sorridi.

La tua assenza, oggi, mi vede più saldo e pronto a camminare. Testimoniando che più forte della morte è l'amore.

Sigillo sul cuore.
Tremo.

Ricordi.
Stretta dell'anima.
Li accolgo.

Pisa. 20 febbraio 2008.
È un mese che non ci sei più papà. Una nuova alba di dolore mi aspetta, e non ti avrò al mio fianco. Un

semplice controllo di routine e la terra si è aperta sotto i piedi. Una lunga caduta scomposta, a precipizio, come se il corpo fosse di piombo e la mente venisse ingoiata in un magma vischioso. Urla che nessuno può sentire e mani che, nel tendersi, trovano il vuoto.

Sono passati dieci anni.

Devo rifare la terapia. Lo Scarafaggio si è risvegliato da un lungo oblio, ritrovando vita nelle sue stesse ceneri. Micro particelle maligne sono di nuovo dentro di me, devo lottare perché dalla loro morte rinasca la speranza. Giorni, mesi, anni felici, dimenticati nell'oscurità di una diagnosi. Lo Scarafaggio è l'ombra che mi segue e proietta il buio nel mio cuore. Lui. Il cancro. Bestia feroce pronta ad azzannare nel buio, dopo una lenta caccia silenziosa. Spettro che non si dissolve con l'avvento del giorno, ma resta nascosto sotto le arcate più fragili del corpo e nei solchi più aridi dell'anima. Germe di distruzione fisica e dissoluzione morale, capace di indietreggiare solo al cospetto dell'amore e della forza della vita.

Paura.

Sento la sua morsa gelida attorno alla gola. Nel petto un macigno mi toglie il respiro. Pochi passi mi separano dalla nuova trincea, dall'isolamento forzato del bunker radioattivo. Giorni di dolore di cui conosco il peso sono davanti ai miei occhi, una sofferenza mai dimenticata mi attende. Il cancro è stato sconfitto. Il cancro ha rialzato la testa. Nel mezzo, anni di pace, di amore donato e ricambiato. Di mani strette e poi lasciate andare via. Di rami secchi recisi. Di successi e sogni realizzati. Infiniti momenti di grazia in cui la fede è cresciuta come una pianta di vite, ora carica di grappoli.

Fino alla verità più dolorosa che sconvolge il presente come un uragano. Un verdetto atteso per anni, i primi tempi con terrore, poi con crescente distacco. «Residui cancerosi» aggrediscono il corpo e minacciano il futuro. Nel cuore un delirio conosciuto. Fuori, una vita cambiata.

Vuoto.

Papà, è un mese che non ci sei più. Non troverò i tuoi occhi rassicuranti e le tue mani salde ad accogliermi, quando sarò fuori da quest'incubo. Ci sarà mamma. Ed è per lei che vivrò. È un mese che ti hanno strappato a noi, che hanno ucciso il tuo corpo, lacerandoci l'anima. Mamma non la riconosco. La vedo soffocare, preda di un dolore che non posso sanare. Alessandro si è buttato nel lavoro, la tristezza lo ha rivestito come un'ombra di polvere spessa, la curva della sua bocca ha cancellato il sorriso.

Avrei dovuto iniziare la terapia il 19 gennaio. La tua morte ha imposto una frattura nel ritmo delle nostre vite, solo il cancro non si ferma. Con mamma, vestita con i colori del lutto, siamo partiti per Pisa. Bologna è ormai una tappa del passato. Abbiamo scelto una nuova città, un polo ospedaliero diverso, per dare allo Scarafaggio il colpo definitivo.

Siamo prostrati dal dolore, ma nel cuore resiste la speranza.

Madre del cielo, guardami.

Scarafaggio, sarai polvere. Non mi strapperai la vita.

Nel buio di questa stanza ovattata ed estranea, lotterò per ridare a mamma il coraggio di vivere. Per restare saldo sui miei passi, libero di cavalcare il domani.

Hai scelto il momento più disperato per tornare a ferirci. Sei mano del diavolo e godi di tutto il dolore che provochi. Ma non riuscirai a soffocare l'amore che sento dentro di me, che sfiora, come una carezza dolce, le persone che mi aspettano là fuori, oltre questo acquario appannato.

Un fiume impetuoso di vita e passione sgorga dentro di me. La scrittura, il teatro, l'arte, la preghiera, sono i rivoli attraverso cui irrigo la mia terra portando frutto.

In questo primo giorno di terapia non ho paura. Ho il cuore lacerato e piango per te, papà. Soffro per mamma e Alessandro, spezzati da un vuoto incolmabile e gelati dal terrore di perdere anche me.

Ma non ho paura.

Guardo la croce e mi abbandono all'amore.

Urlo alla vita!

Il bunker è silenzio. È dolore. Vuoto di calore e di familiarità. Il tempo si dilata, allungandosi come un velo di garza sterile da ospedale. Ci si sente muti, invisibili fantasmi che non cercano contatti perché sanno che nessuno può penetrare in quella dimensione irreale.

Scrivo e penso. Mi rifugio nei ricordi felici. Il Natale, le feste di famiglia, i tanti amici, le estati al mare con la sabbia che si infila dappertutto e i capelli pieni di sale. In questa stanza aliena che non mi rappresenta, respingo il vuoto richiamando a me il calore del mio mondo. Immaginando mani, visi, occhi, parole. Rileggendo lettere. Perdendomi nello sguardo di sole di mio padre, nelle foto in cui ride e saluta un orizzonte di pace. Prendo il BlackBerry e inizio a scorrere i messaggi.

Ti cerco, papà.

Il tuo ultimo messaggio. Poche righe con cui sembravi affidarmi al cielo, sentendoti vicino all'eternità.

«Amore mio... tu sei la mia gioia e lo sarai sempre... Sono fiero di te... il tuo papà ti adora. Qualunque cosa possa accadermi, io sarò sempre con te.»

Lacrime salate scendono silenziose.

Tu vivevi di aforismi d'amore, papà. Sei stato la fonte di ogni mia ispirazione artistica e degli slanci che nascono dal cuore. Portavi iscritto nell'anima il coraggio, e infinite volte mi sei stato d'esempio con la tua capacità di dono gratuito e le intense passioni che coloravano la tua vita.

Ti legava alla mamma un sentimento puro e forte, come un albero d'ulivo secolare. Era emozionante vedervi uscire di casa tenendovi per mano, organizzare le giornate l'uno in funzione dell'altro, confrontarvi su tutto, cercando, persino in età matura, di far crescere il vostro amore.

Che insegnamento, papà!

Ricordo sempre con tenerezza quando ti confidai di essermi innamorato per la prima volta. I tuoi occhi si illuminarono di gioia e con orgoglio mi poggiasti una mano sulla spalla. Rossana, quel piccolo dolce angelo mi rubò il cuore e, presto, conquistò anche il tuo. L'amore di padre ti rese subito consapevole che un incontro speciale si era manifestato. Rossana portò le sfumature dell'arcobaleno nel mio presente. Insieme a lei, imparai a vivere la pienezza dell'amore e una fede fatta d'anima, e non di preghiere fugaci e invocazioni di aiuto solo nel momento del bisogno.

Come in un piano sequenza di un film, rivedo giorni felici.

Un Rosario fra le dita, che lei mi insegnò a recitare, in una notte di condivisione e amore.

Oggi sei lontana, piccola mia. Anima candida.

La vita ci ha condotti su sentieri diversi, ma il tuo richiamo di felicità continua a vivere in me. Ricordo il dolore quando mi dicesti che era giunto il momento, per entrambi, di prendere nuove strade. Quella carezza sul cuore che ci aveva uniti per sette anni si era fatta impalpabile, senza che quasi ce ne accorgessimo. La ferita del cancro era stata capace di saldare le nostre anime, dividendo il nostro futuro, cambiandoci al punto da spingerci su vie diverse, su binari paralleli, non più intrecciati.

Ancora una volta sei stata tu a comprendere ciò che io non riuscivo ancora a vedere. Il dolore di separare la mia vita dalla tua, la paura di camminare nel mondo senza di te, mi impedivano di accettare la verità che avessimo già raggiunto la meta del nostro viaggio insieme.

Quante lacrime la sera che, sotto casa tua, mi chiedesti di lasciarti andare! In preda alla disperazione camminai senza meta per tutta la notte, come un pazzo che ha perso l'orientamento e il senso di tutto, fermandomi di tanto in tanto a guardare il cielo, per capire se quel dolore fosse reale. All'alba tornai di nuovo da te, in ginocchio, per implorarti di offrire ancora una possibilità al nostro amore. Ai piedi del tuo letto ti stringevo le mani, mentre tu piangevi inconsolabile. Ricordo le preghiere, gli infiniti perché. Solo con il tempo compresi che continuare la nostra storia sarebbe stato un palliativo, e che ci saremmo ritrovati dopo qualche tempo nuovamente lì, a dirci addio.

Il cancro aveva finito col dividerci, così come ci aveva uniti. Ci aveva fatto crescere e cambiare, fino a guardarci con occhi diversi e sfumature ben lontane dai nostri ricordi e dai momenti felici vissuti insieme.

Era il 31 maggio del 2005.

Nuovamente, il materno abbraccio della Madre Celeste colmava il mio cuore di conforto, nel momento del dolore e della prova. Mi resi conto solo dopo, quanto quella separazione fosse scritta nel nostro cammino di salvezza e, allo stesso tempo, come non ci sia distacco della carne che possa spezzare l'amore dell'anima.

Ricordi felici.

Quanti momenti di luce e di verità vissuti con te, Rossana. Come dimenticare quella gioia? Il nostro viaggio a Lisbona. Io e te. La felicità, l'emozione, la voglia di momenti di quiete che ci consegnassero l'uno alle braccia dell'altro, spezzando il ritmo esigente delle nostre giornate. Io, alle prese con il teatro, la televisione, il cinema. Tu, studentessa universitaria con il tempo libero rapito dalla passione per la danza.

«E se andassimo via per qualche giorno? Abbiamo bisogno di passare un po' di tempo insieme, da soli, lontani da tutto e tutti.»

«Fabio che bella idea! A me piacerebbe andare a Lisbona! La città di Fernando Pessoa... Ti ricordi *Lettere alla fidanzata* che mi recitavi qualche anno fa?»

Così partimmo alla volta della città che aveva visto nascere e crescere l'amore fra il maturo poeta e la giovane Ofelia, sentendoci uniti più che mai, legati l'uno all'anima dell'altro.

Sogno.
Chiudo gli occhi.

All'arrivo in aeroporto, l'emozione del viaggio fu bruscamente interrotta da una brutta casualità, che intervenne a offuscare la nostra gioia. I nostri bagagli furono smarriti e con essi l'irrinunciabile Eutirox, il farmaco sostitutivo della mia tiroide asportata, i cui 150 mg al giorno mi consentono di vivere. Due settimane prima mi ero sottoposto a una scintigrafia *total body* che aveva richiesto la sospensione della terapia, e avevo ripreso da poco ad assumere quelle compresse necessarie al mio benessere.

Dopo lo sbarco, io e Rossana attendemmo per ore, con ansia sempre crescente, la comparsa delle valigie sul nastro trasportatore. Alla fine, come due automi pietrificati, ci presentammo al «Lost and Found» dell'aeroporto per denunciare lo smarrimento.

La testa mi ronzava, avvertivo un freddo intenso e innaturale, lo stomaco era serrato da una morsa di paura e impotenza. Nella mente si affollavano le parole dei medici sull'assoluta necessità per il mio organismo della dose quotidiana di Eutirox. Scorrevano davanti ai miei occhi le immagini del corpo in preda alla tachicardia e alle palpitazioni, presentivo l'arrivo dei sudori freddi e delle vampate di calore, il tremore e l'irrequietezza immotivata, l'insonnia e l'astenia, il mal di testa lancinante. Rossana mi stringeva con forza la mano per farmi coraggio, ma il mio cuore era al buio.

Iniziammo subito a girare la città in lungo e in largo, alla ricerca di una scatola di pillole. Nulla. In tutta

Lisbona sembrava non esserci traccia del medicinale, mentre io cominciavo a sentirmi sempre più stanco e spossato.

In albergo, con Rossana dormivamo abbracciati, ci stringevamo forte cercando di non farci vincere dallo sconforto. Il mio angelo non mi lasciava mai solo, e cercava di sostenermi con parole di speranza: «Amore mio, dobbiamo credere che ce la faremo. Vedrai, insieme supereremo anche questa prova».

Dopo tre giorni di preghiere e di ricerche senza esito, un'ispirazione celeste ci spinse a modificare i nostri piani di viaggio per fare tappa a Fatima. La notte precedente il viaggio, fui consolato in sogno dalla visione di una grande luce e, appena aperti gli occhi, mi accorsi che sul comodino accanto al letto era poggiata la medaglietta della Vergine che tenevo sempre nella tasca dei jeans. Sentii con forza, ancora una volta, la presenza materna di Maria e il suo abbraccio amorevole nel momento della prova.

Albeggiava. Rossana dormiva serenamente e, non riuscendo più a riprendere sonno, scesi nella hall dell'albergo per bere qualcosa di caldo. Il mio corpo, in astinenza dall'Eutirox, era scosso da brividi nonostante fosse estate. Vicino al bar, vidi radunato un piccolo gruppo di pellegrini che recitava con fervore una litania in spagnolo, sciogliendo i grani del Rosario. Il barista mi spiegò che si trattava dell'invocazione insegnata dalla Madonna di Fatima ai pastorelli: «*O Gesù, perdona le nostre colpe, preservaci dal fuoco dell'inferno, porta in cielo tutte le anime, specialmente le più bisognose della Tua misericordia*». Ricordo che avvertii con certezza che la Madre Celeste mi chiamava a sé e mi invitava a raggiungerla nel suo santuario. Una sensazione di dolce calore cancellò il freddo che, da giorni, era dentro di me.

Tornato in camera, svegliai Rossana e le proposi di visitare Fatima. Non appena fu mattino prendemmo l'autobus e per due ore viaggiammo in silenzio, con lei che mi accarezzava teneramente il viso e i capelli.

Madre, che dono d'amore sei per noi.

Fatima, santuario di guarigioni dello spirito. In quel luogo sacro di pace e devozione, infinite luci di candele illuminano i cuori. Una volta accese, si consumano lentamente, ora dopo ora, di preghiera in preghiera, finché la fiamma non è spenta e un nuovo bagliore comincia a brillare. Lungo il faticoso cammino della sofferenza vedo uomini e donne, in ginocchio, implorare e piangere.

Emozioni.

Fatima divenne per me rifugio nella contemplazione. La dolcezza dell'effigie mariana, con la corona del Rosario pendente, mi trafisse l'anima, invitandomi a non rigettare il dolore. «*Figlio, sono con te.*» Questo messaggio mi rivestì di coraggio e di forza e, nel silenzio della preghiera, vidi me stesso testimoniare la salvezza attraverso la sofferenza. Le domande incessanti, gli infiniti perché sul senso della malattia, di fronte al cuore ardente della Vergine lasciarono il posto al poema della croce. Alla chiamata di Cristo a divenire strumenti eterni di Redenzione.

Durante il viaggio di ritorno piansi tutte le lacrime, con l'anima infervorata dall'amore che sana ogni piaga. Finalmente consapevole che un cammino di testimonianza era ciò che avrei percorso negli anni a venire. Accanto a me, Rossana accolse quel pianto, lasciando che fluisse fino a inzupparle le mani e la maglietta.

Mi hai insegnato l'amore che nasce dalla condivisione.

Arrivati a Lisbona fummo informati che il bagaglio era stato ritrovato. Rientrammo in Italia con il progetto di portare insieme in teatro *Lettere alla fidanzata* di Pessoa. Uniti più che mai.

Riapro gli occhi.
Medjugorje.

«Sono qui.»

Solo nella stanza.

Il calore del passato più dolce mi accarezza l'anima. Il ricordo di Rossana rafforza in me la certezza che l'amore vissuto in Cristo sopravvive a qualunque separazione, dolore. In una fratellanza eterna che sublima la carne e l'umana materialità. La distanza si riempie di un dialogo del cuore, capace di colmare ogni vuoto. Non esistono chilometri, mura, silenzi, che possano resistere alle emozioni più profonde e autentiche. Rossana mi ha insegnato l'amore. E mi ha educato alla preghiera del cuore. A lei mi riportano le rose della nostra Mamma Celeste. E l'odierno credo di essere uomo, figlio di Maria che, nei momenti più bui, mi illumina e colora d'azzurro il cielo della mia sofferenza. Rannicchiato nel letto stringo il Rosario e penso alla croce e alla Redenzione. Consapevole, oggi più che mai, che il dolore va perdonato e condiviso, così come il Vangelo comanda.

Tu mi ami, Madre, ma a volte sono a pezzi.

Cado sotto i colpi della vita.

Sento il peso di macigni dentro di me. Pietre ruvide che mi parlano della fatica, della sofferenza di anni amari. Sento accumularsi la spossatezza sotto la pelle. La mia umanità mi spinge a fermarmi, mi fa avvertire tutta la stanchezza perché è dura accettare le ferite e andare avanti come se nel cuore non ci fossero nuvole.

In alcuni momenti, Madre, sono schiacciato dal vuoto della solitudine. Mi manca papà e mi sento perduto. Non so più in cosa osare, cosa sperare nella vita.

Stringo in un pugno il Tuo Rosario benedetto.

In quegli attimi di caduta sulle ginocchia, solo il Tuo esserci mi consola, mi conforta, mentre un senso di inquietudine si agita dentro di me.

Un senso di vuoto mi porta a guardarmi dentro e a domandarmi senza finzioni cosa sia realmente accaduto negli ultimi anni. Cosa sia rimasto di ciò che ero e della mia famiglia. Il martirio da innocente di papà è stato un colpo devastante. Una scossa tellurica che ha fratturato per sempre la crosta delle nostre vite già provate dal dolore. La forza del perdono e l'abbandono alla grazia della Redenzione sono state le risposte del cuore a tutto quel male. Un cuore di carne, dolente, che ho voluto offrire come una preghiera di pace.

Ti amo, Madre. Parlarti mi dà conforto e mi plasma l'anima.

Quante volte ho avvertito le Tue braccia materne stringere questo corpo così gracile. Quante volte ho sentito le Tue carezze sulla fronte e sui capelli. Balsamo d'amore, cura per l'aridità del mondo e le violenze dell'umanità.

Perché l'uomo non sa amare? Perché ferisce il suo prossimo senza un motivo? Perché è capace di abbandonare nella sofferenza e di dimenticare il bene ricevuto?

Annaspo in domande senza risposte.

Madre, il dolore fisico, questa notte, è più acuto che mai. Sono qui a implorarti di scendere con la Tua mano benefica su di me. Il nemico, lo Scarafaggio vigliacco, mi ha minato per sempre il corpo, lasciandomi un'eredità di male che mi inchioda a un presente di sofferenza. Tu conosci il mio patire, le tribolazioni che assaltano l'anima e squarciano la carne, ora dopo ora, minuto dopo minuto.

Questo dolore stanotte voglio offrirtelo, affinché chi

soffre più di me abbia pace. E chi non ti ama possa convertirsi al Tuo cuore e al Tuo essere Madre universale.

Sono qui, nella nudità dello spirito, sopraffatto dal vuoto lacerante lasciato dal sorriso e dalle mani di papà. Sferzato dalla furia di ricordi feroci. Il ritorno del cancro, dopo anni di speranze e profumo di libertà, un nuovo ciclo di terapia a un solo mese dal lutto più tragico. Con gli occhi bagnati di lacrime, la mascella contratta e i pugni chiusi, per resistere a una pena del corpo che non mi dà tregua.

Non sono disposto ad arrendermi, Madre. Affronterò il male che ho dentro di me e lo renderò invocazione incessante per la conversione dei fratelli che conoscono solo odio, menzogna, abbandono. E se pure un solo uomo riceverà grazia per intercessione delle mie suppliche e della mia testimonianza, il dono di questa vita avrà avuto un senso.

Brividi.

Un volto affiora dal passato, cullandomi l'anima.

Emanuele, fratello dell'anima. Mi manchi.

Quanto buio è diventato luce. Quanto dolore sei riuscito a trasformare in un giorno pieno di sole. Sono orgoglioso di te e per sempre lo sarò. Sembra ieri. Ci hai lasciati. Più soli e tristi, in un vuoto che parla di assenza di parole, mani, sguardi, sorrisi. Ma nel cuore sei vivo, come l'eco di una melodia struggente che accompagna il presente.

Penso alla tua bambina, Andrea. Piccola scintilla di felicità. Ricordo struggente di un padre che ha conosciuto il dolore e se ne è lasciato trasformare, fino a santificarsi. Andrea, un sogno di purezza e di gioia. Mi sembra di vederla, disegnare forme colorate su grandi fogli di carta, giocare e ridere, accarezzata dalla vita.

Lacrime di commozione bagnano le mani.

Non so dove sei sepolto, fratello mio. E non mi è permesso di stringere tra le braccia la tua bambina. Troppo spesso il dolore rende duro e arido il cuore dell'uomo, come una zolla di terra senz'acqua. Lontano dalla sorgente dell'amore vero non c'è compassione, né vera comprensione.

L'accoglienza assume il volto amaro della chiusura più impenetrabile a parole e sentimenti.

Sono passati pochi anni, Emanuele. Eppure quante cose sono cambiate dai giorni cupi della terapia a Pisa.

Per un misterioso disegno provvidenziale, le nostre strade si sono intrecciate, il 20 febbraio 2008.

Il cancro ci ha messi l'uno di fronte all'altro, la forza della Redenzione ci ha uniti fino ad annullare ogni distanza. Ci siamo trovati a condividere le spoglie pareti del bunker radioattivo. Notti di pianto, sofferenza e disperazione, albe di speranza, sogni e voglia di rinascere. Nel buio dell'anima, spezzata dal ritorno del cancro, mutilata dalla morte di papà, tu sei diventato un orizzonte nuovo, l'occasione di salvezza attraverso il perdono, la strada per santificare ogni piaga del cuore e della carne con la gratuità del dono.

Grazie, fratello mio.

Ricordo tutto. Ogni singolo istante.

In quel bunker radioattivo, dove tutto era bruciato dalla sofferenza, la vita è rinata in un incontro d'anime, in cui scorgere il volto piagato del Cristo. In sedici metri quadrati di pavimento a specchio, nell'odore di disinfettante e nell'asepsi di una camera schermata, due uomini hanno trovato se stessi. Nella grazia dell'amore.

Io e te, Emanuele.

I primi saluti imbarazzati. I sorrisi contratti, qualche battuta per spezzare il silenzio. Siamo entrambi malati di cancro. Destinati a ingoiare dosi di veleno per continuare a sperare. Il dolore è il sangue che unisce tutti. La sofferenza è il genoma attraverso cui si declinano le singole differenze. Due giovani uomini uniti dal peso di vite dure, eppure così distanti.

Ricordo i pensieri di quegli attimi, che mi martellano come allora le tempie.

Il mio presente è afflitto dalla sofferenza. Mi ritrovo a lottare ancora una volta contro il male che si annida nel corpo, e sento di essere troppo debole. Un mese fa papà è stato ucciso dalla follia di due ragazzi inzuppati di alcol. La serenità di una famiglia è stata sbriciolata una mattina di gennaio, una domenica di cui ricorderò per sempre le urla, lo squarcio del silenzio e dell'anima. Non posso non pensare a mamma, al suo dolore e alla profonda solitudine che la sfianca. Gli occhi spenti e i suoi silenzi mi trafiggono il cuore. Le sue lacrime sono il rantolo di chi soffre senza pace. Ha perso tutto, il sorriso dell'anima, l'uomo che le aveva ridato speranza e vita. Un amore sacro, fatto di braccia che si incrociavano e si stringevano, un dialogo di sguardi, capaci di comunicare senza parole. Nell'incubo del cancro, l'amore di papà e mamma si rafforzò ancora di più. Uniti, scelsero di non abbandonarsi alla disperazione, lottarono assieme a me attingendo forza dalla profondità dei loro sentimenti.

Oggi siamo sopraffatti dall'assenza e dalla morsa dell'ingiustizia che ci serra la gola. La rabbia per una morte tanto ingiustificata ci toglie il sonno. A mamma manca suo marito in modo atroce, il compagno di un'intera vita, di battaglie, di tanti sogni. A me e ad Alessandro manca nostro padre, la sua perdita ci congela nell'identità di figli, privandoci, a volte, della fiducia nel futuro. In questo abisso di smarrimento e lacrime, solo il conforto dell'amore di Maria mi permette di vedere la luce. Persino mamma, nonostante la sua disperazione, non ha mai voltato le spalle alla fede, mostrandomi come il cuore si nutra dell'amore di Cristo e non possa sopravvivere lontano da quella pace.

Che insegnamento, che forza e che coraggio!

Ora sono qui, murato in questa cella d'isolamento, vincolato a un trattamento radioattivo che brucia tutto dentro me. Stanco e dolente, ma non sconfitto. Consolato e riscaldato da quell'intima forza che è la fede. Vivificato dalla certezza che la Resurrezione passa attraverso il dolore e la sofferenza che, umilmente, offro a Maria, nei cinquanta granelli che stringo fra le dita.

Oggi, avvolto da lenzuola che hanno visto mille altri cuori e corpi giacere e sperare, ci sono io. Fra dubbi e certezze, con le mani giunte sudo stanchezza e pensieri, soffrendo la solitudine perché il dolore allontana, sfianca, genera vuoto attorno a sé.

Lacrime.

Immagine nitida di un ricordo.

Emanuele si alza dal letto. Lo sento avvicinarsi. Resta immobile a pochi passi da me senza il coraggio di parlare. Mi volto verso di lui a guardarlo. I suoi occhi fuggono, si poggiano in terra.

Tenerezza.

Un confine di pudore ci separa. A unirci è questo bunker soffocante, un carcinoma tiroideo e la radioattività che ci rende pericolosi per tutti, fuorché l'uno per l'altro.

Nel suo passato Emanuele è sceso nell'inferno. E nel corpo porta tutti i segni di quel male. Soffre di tachicardite acuta, di una profonda depressione, di crisi d'ansia e di varie forme di psicosi. Tutte conseguenza dell'abuso reiterato di alcol e cocaina. Ragazzo ricco, di famiglia borghese, è qui completamente solo. Il cancro era un marchio troppo vergognoso da affrontare. Quel figlio, bollato come «sbagliato», aveva finito con l'essere stato nascosto sotto un prezioso tappeto persiano, come un buco nel parquet. I giochi costosi da bambino, poi le moto potenti, le auto di lusso, le donne, i cocktail, lo champagne, la cocaina. Tutto e subito. Tutto facile. Nell'anima, una voragine di senso in cui precipitare il vuoto di amore vero.

Madre Celeste, quanto dolore nell'uomo che ti rifiuta!

Finché, in una notte di sballo come tante altre, era arrivato il buio. In un girone infernale di accecanti luci psichedeliche, di musica alienante, alcol e droghe a disintegrare la coscienza, il cuore aveva cominciato a esplodergli nel petto. Emanuele aveva sentito la morte vicina, lì, in quel posto di delirio. Avvertiva mille scariche elettriche trapassargli le tempie, schizzando da un lato all'altro della testa. La vista gli si era annebbiata fino all'oblio. Ma non era la fine. Si era risvegliato in un letto d'ospedale dopo due giorni di coma farmacologico. Completamente nudo e solo.

Ricordo le sue parole. Quella scena è nella mente.

«Qualche tempo dopo venni a sapere che quella maledetta notte, Ester, la mia ragazza, era andata a schiantarsi contro una quercia assieme al mio amico Marco. Entrambi fatti di droga e di autodistruzione.

Insieme nella stessa stanza della rianimazione, per loro fu la morte, per me ancora vita.»

Un colpo al cuore. La carne viene scorticata.

Emanuele si accorse del mio dolore. Mi interrogava con lo sguardo, ingoiando lacrime di sensi di colpa, assenza e paure.

Inspiro aria.

«È così che mio padre è stato ucciso. Centrato in pieno da un'auto lanciata a folle velocità. Alla guida c'era un ragazzo ubriaco, di ritorno da una notte brava in discoteca.»

Silenzio.

«La vita di una famiglia è stata distrutta. Io, mia madre e mio fratello siamo vivi, ma come? Quella morte ce la portiamo dentro ogni giorno. Solo il cuore della Vergine Madre conosce la vastità del nostro dolore perché a Lei lo affidiamo ogni giorno. Nella preghiera le domandiamo incessantemente di asciugare le nostre lacrime con il suo manto.

Sai, Emanuele, nonostante la vita che ci è stata strappata, noi non odiamo. L'uomo, lontano dalla luce dell'amore di Cristo, è solo capace di ferire, violentare, uccidere, mentire, compiere continue ingiustizie. Nella ricerca incessante del Volto divino ho implorato di riuscire a perdonare. Perdonare il cancro per avermi strappato la gioia dei vent'anni e del primo amore, per aver fatto invecchiare di dolore i miei genitori e tolto serenità a mio fratello, per avermi ferito per sempre il corpo. Perdonare gli assassini di papà, per aver sradicato l'albero attorno a cui cresceva il nostro giardino. Ho scelto di credere al potere della Redenzione. Sempre e comunque. Nonostante le piaghe del corpo e dell'anima, non amo senza amore, né senza vita. Cerco di far parlare gli occhi, le braccia, la bocca, anche quando mi sento solo, come murato in un pozzo, nel silenzio in cui mi precipita la sofferenza. Smarrito e perso, in un abbandono che non è solo fisico, ma soprattutto del cuore. Fragile, e ancora più esposto ai colpi che il cancro vigliacco sferra nel momento della più profonda prostrazione.

Solo l'abbraccio materno di Maria e il sublime balsamo della fede riescono a sollevare dalla polvere l'anima indebolita dal dolore, tingendola di mille sfumature, donandole la forza di guardare in faccia quella sofferenza fino a dire sottovoce, con semplicità, senza rabbia e rancore: "Non mi fai paura. Ti accoglierò e diventerò testimone dell'amore che vince ogni male".

In questo bunker infernale, Emanuele, io credo che una nuova vita è possibile. Più forte della morte, più forte del dolore. Il sacco di macigni del passato deponilo ai piedi della croce di Cristo. Fra le sue braccia troverai il perdono e la pace.»

Piangiamo insieme.

Uno squarcio di luce si aprì nel cielo. I raggi del sole bucavano le nubi cariche di pioggia. Emanuele si strinse a me e si abbandonò a un pianto che racchiudeva anni di lacrime soffocate. Gli accarezzai i capelli e il viso, mentre singhiozzava come un bambino fra le braccia della madre.

Ancora pochi giorni e la vita avrebbe di nuovo avuto un sapore di libertà. Restituendo al mondo due uomini diversi. Uniti da un legame di amore puro che neppure la morte di Emanuele avrebbe potuto spezzare. Presto, la chiamata a testimoniare Cristo nella sofferenza mi avrebbe aperto nuovi sentieri, da percorrere con la mano materna di Maria poggiata sulla mia spalla.

Allungo la mano sul comodino. Gli auricolari nelle orecchie. «Ascolto le nostre note fratello mio.» Roberto Cacciapaglia. *Nuvole di luce.*

Notte.

TERZO ATTO

È il tramonto.

Cammino lungo le vie di Medjugorje.

Non potrei, né vorrei essere in nessun altro posto al mondo.

La pace di queste montagne, i sentieri che profumano di natura incorrotta, la preghiera incessante dei pellegrini, mi riconsegnano alla verità dell'anima. Spogliandola di tutte le amarezze, le fragilità e i dolori accumulati, come un velo di lacrime inespresse.

Madre, ho bisogno di Te.

Sento che, per la prima volta, il fardello delle mie ferite è condiviso. Il sacco di tela ruvida con i macigni del passato non taglia più i palmi delle mani, né mi piaga le spalle. Sento che Tu sostieni quel peso assieme a me. Un tocco materno e forte solleva quella sporta di fatica, così che il carico sia più leggero. Ho bisogno di nutrirmi alla mensa della grazia di Medjugorje. E di abbeverarmi alla sorgente inesauribile e salvifica del Tuo amore di Madre. Eppure è così difficile da comprendere la stanchezza, l'anelito di riposo dopo tanto patire.

Il dolore non per tutti è risveglio.

Cammino. IPod nelle orecchie. Roberto Cacciapaglia. *Wilde see.*

Il sogno accarezza l'anima.

L'iPhone vibra. Rispondo. È Eleonora Molinaro, il medico dell'Ospedale di Cisanello di Pisa, dove, da anni, si prendono cura di me e dello Scarafaggio. Le dico che sono a Medjugorje. Poche parole, che nascono dal cuore. Eleonora e il professor Aldo Pinchera sono la carezza della malattia e della sofferenza.

Hanno scelto di cullarmi come se fossi loro figlio o fratello.

Sono il perfetto esempio di come ogni male, compreso il cancro, possa essere umanizzato. Guardandoli negli occhi, sentendo il tocco delle loro mani, nutrendomi della forza di parole amorevoli, comprendo di avere di fronte dei medici e non dei dottori. Perché la scienza è messa al servizio del cuore e dell'anima, e la ricerca della guarigione si fonda su coraggio e passione per la vita, oltre che su titoli accademici.

Sin dal ritorno del cancro nel 2008, dalla prima visita con il professor Pinchera, si è trasfusa in me l'energia del suo cuore votato all'ascolto e alla cura. Un grande uomo ha seguito i miei passi con la dolcezza di un padre e la solidità di una roccia millenaria. Patendo assieme a me e agli altri malati, condividendo giorno dopo giorno la sofferenza del cuore e quella del corpo. E con lui, la dottoressa Molinaro. Al telefono si rivolge a me con pacatezza e affetto. Al plurale. Come se il cancro fosse affar "nostro" e non solo mio.

Dopo quasi due anni dall'ultima terapia dovremo rifare il test di stimolo per capire se lo Scarafaggio vuole ancora colpire. Tutto questo non mi turba, lo spettro di una sofferenza mai divenuta passato remoto non m'inquieta. A confortarmi, la certezza di essere in mani esperte e amorevoli, e che la mia vita è affidata a Maria. Rivestita dal suo manto di luce.

Sono un uomo fortunato.

Ho conosciuto il dolore e la nudità di fronte alle insidie del mondo, ma anche la protezione di un lungo abbraccio d'amore e accoglienza.

Penso.

Quanto è strana la vita di chi soffre.

La scorsa notte.

Solo.

Graffi dentro di me.

La pace spezzata. Dalla brutalità di chi non comprende il bisogno di pace e benedizione che sgorga nell'anima.

Madre, sono stato maltrattato, ferito, malmenato.

Impotente, sopraffatto dall'incapacità di difendermi dagli attacchi di chi sa quali piaghe scavare. Parole come pietre sono state lanciate contro di me a lapidare il cuore. Ferendo un corpo già duramente provato, in cui il dolore si è risvegliato come un incendio. Le viscere hanno iniziato a torturarmi, lo stomaco si è serrato come fosse continuamente stretto in nodi. Dentro, una profonda amarezza.

Mi sento triste, umiliato. Incompreso.

E, pur stringendo queste cinquanta rose nella mano, non riesco a trovare la via della pace e della serenità. Sento il cuore trafitto. L'anima è lacerata. «Perché?», mi ripeto, mentre nel petto la morsa si stringe. Ogni sillaba, inflessione, allusione, diventa un incubo di ingiustizia da cui non riesco a liberarmi. Risuona con forza l'eco assordante della telefonata ricevuta, fatta di insulti e accuse impietose. *«Dov'è la libertà di essere se stessi? Perché viene negato il diritto di scegliere? Perché colpire la fede per ferire me?»* L'abbraccio di Cristo, la sua chiamata a testimoniarlo nella sofferenza, sono luce rigettata. Quanti fratelli e sorelle, caduti nell'ombra del rancore e dell'aridità, non conoscono il volto dell'Amore! Fuggendolo laddove ne vedono i segni di bene.

Tristi tenebre dell'anima.

Sono stato troppo in silenzio, lasciando cadere un'infinità di giudizi, critiche, recriminazioni. Cercando di accarezzare dita puntate contro di me e mani pronte a legare.

Madre, in Te confido perché questo cuore in tumulto sia placato.

Quanto fa male essere insultati nel nome del Tuo figlio, Gesù. È così difficile liberarsi dal bisogno di riconoscimento e dall'approvazione altrui. Troppe ingiustizie vengono commesse a causa della viltà, del timore del rifiuto e del biasimo. Quante ferite impediscono di affermare la verità della propria anima! Assecondare i limiti umani, non affidare a Cristo le fragilità, al fine di temprarsi con la Sua forza, sono quanto di più triste l'uomo possa fare a se stesso. Un delitto contro la potenza della creazione e contro l'Amore che si è fatto carne.

Ho lottato per mostrare l'autenticità del mio sogno e del dolore che ho vissuto. Per celebrare la gioia che la fede mi ha risvegliato nel cuore. Non sono stato capito. Non sono stato accolto. Sono divenuto un nemico da umiliare e punire.

Parole come pietre.

Quante volte tradiamo noi stessi e gli altri con le parole. E buttiamo via i sentimenti come fossimo involucri che vagano per il mondo privi di un cuore, senza un'anima. Siamo creature ingabbiate da leggi inutili dettate dalla mente. Accecati dalla frustrazione di essere ciò che non vogliamo, automi in una vita che non ci corrisponde. Ecco il nostro dolore. Non riconoscerci chiamati al bene e all'amore. Nell'illusione di essere di ferro, riparati dietro lo scudo delle nostre vane certezze, diventiamo armi da fuoco impugnate contro chi incontriamo lungo la via. Incuranti delle fragilità che ci lacerano, impermeabili alle ferite altrui. In quella spaventosa anarchia generata dalla sofferenza, ognuno sembra dettare proprie regole per tutelarsi e difendersi. Confinando il prossimo nell'angolo riservato agli avversari, nella convinzione che il dolore non possa essere condiviso ma vada protetto con il baluardo dell'egoismo e dell'individualismo.

Non ci sto!

Maria, Madre di Misericordia, alla Tua bontà infinita affido la consapevolezza che mille volte cadrò sotto il peso dei peccati e di quelli altrui. Da Te imploro il soccorso. Tendi sempre la Tua mano sapiente ad aprirmi gli occhi, infervora le parole, l'anima, le membra stanche affinché, nonostante le prove e le cadute, possa avanzare sempre con viva gioia sulle orme di Tuo figlio.

Respiro.

Chiudo gli occhi. I ricordi si affollano nella mente. Un passato doloroso, eppure ammantato di rinascita, mi prende per mano e mi conduce fino a una stanza che riconosco e che è ormai parte di me. Mi preparo a rivivere giorni amari da cui sono riemerso purificato, nell'anima e nel corpo.

Rivivo come presente quelle immagini.

È il 2 dicembre del 2008. Fuori piove e si gela.

Ultimo giorno di radio iodio terapia. Il terzo ciclo, da quando lo Scarafaggio si è insediato dentro di me, rivoltandomi l'esistenza come una violenta scossa di terremoto. Nell'anima segnata, la vita pulsa, e non smette di rivendicare la grazia di un futuro. Mi rannicchio in posizione fetale, in questo letto madido di sudore. Mi coprono lenzuola bianche, una trapuntina leggera mi sfiora i piedi freddi, quasi accarezzandoli. Come se volesse prendersi cura di loro e di me. In questo bunker radioattivo sono concentrato a bombardare lo Scarafaggio. Presenza viva e lucida di questa esistenza condannata al martirio e alla sofferenza.

Il dolore.

Bisogna viverlo per poter capire, per riuscire a penetrarne l'essenza.

Nel dolore ti ritrovi con un'umanità perennemente in bilico fra presente e futuro, fra ciò che è e ciò che sarà. Turbinii di domande si susseguono. Le risposte sono solo ipotesi dalle fondamenta invisibili.

Accartoccio la mente in un palmo della mano e le dico di fermarsi, perché questa notte ho voglia di sognare. Avanzerò lungo la spiaggia della mia vita senza timore di voltarmi a guardare le impronte che mi dicono quanto e come ho camminato.

Silenzio.

Un brivido mi percuote. L'anima è silente come i miei occhi che non parlano, non tremano, non lacrimano.

Respiro.

Accanto a me nel bunker non c'è Emanuele, fratello di rinascita, a mostrarmi il cammino. Né, varcata la soglia dell'ospedale, troverò le braccia forti di papà ad accogliermi.

Mi giro dall'altro lato del letto e guardo chi dorme accanto a me. Siamo in due a dividere questa stanza. Due uomini. Due Scarafaggi. Il suo volto porta indelebili i segni di un dolore tentacolare che vedo riflesso nel mio.

Scarafaggio, quante speranze e promesse di addio. Attimi eterni di sollievo si infrangono contro la realtà di un ritorno. Non posso immaginarmi lontano da lui. Dal cancro che mi ha insegnato la vita. Spina nella fronte, in tredici anni di cammino, di fiato, di sudore, di paure, di gioie e di ricadute.

Penso.

Scarafaggio, oggi siamo ancora una volta a un bivio nella nostra vita. Dividerci o rimanere per sempre uniti, perduti l'uno nell'altro. Clandestinamente legati, falsi gemelli. Te lo dico: il tuo è un gioco al massacro. Tu vuoi la morte, ma se muoio io, tu morirai con me.

Butto fuori l'aria.

Ho scoperto di avere un cancro alla tiroide all'età di ventuno anni. Solo pochi mesi prima che la vita venisse segnata per sempre dalla malattia, vivevo a Bologna ed ero schiavo degli istinti, abbrutito dall'oscurità della carne che divora l'anima. Ero convinto che il mondo fosse ai miei piedi e l'arroganza un'arma per vivere al meglio i miei giorni. Ero gonfio d'orgoglio, un giudizio severo sempre pronto sulla bocca. Chiuso in un involucro di apparenza vagavo per il mondo, sfogando in una squallida intimità la mia egocentrica esistenza.

Provo disgusto e non mi riconosco.

Finché in una notte di disperazione e angoscia, in cui la verità di me stesso mi aveva raggiunto come un pugno, la Madre Celeste mi sfiorò la testa con la sua mano di luce, aprendo un sentiero diverso dinnanzi ai miei occhi.

Penso al cuore di Maria colmo d'amore.

La fiamma della fede, calda come il sole a mezzogiorno, si irradiò nella mia esistenza, cambiandola. Nei mesi che seguirono accadde qualcosa di speciale. Per la prima volta scoprii cosa volesse dire amare. Conobbi l'amore, il cuore cominciò a battere per una piccola, grande donna che, con il passare del tempo, sarebbe diventata la chiave di lettura della mia stessa esistenza. Accompagnandomi nel cambiamento, aiutandomi a rispondere senza paura alla chiamata di Cristo. I suoi occhi neri, ornati da lunghe ciglia da cerbiatto, mi avevano catturato l'anima, trasportandomi in una dimensione nuova, fatta di dono e accoglienza. Senza egoismi, né paure.

Accanto a Rossana imparai che l'amore fra un uomo e una donna può diventare il riflesso vivo del Volto di Cristo. Un sentimento puro, offerto gratuitamente, capace di accompagnare nel cammino verso il bene e la salvezza. Un'infinita policromia di emozioni vivificò i nostri anni insieme. Uniti affrontammo il dolore e le dure prove della malattia. Nel calore del suo cuore sperimentai la pace della vera accoglienza, la dolcezza di un nucleo protettivo in cui sentirmi amato per ciò che ero, nella libertà della mia natura.

Oggi mi ritrovo senza Rossana ad affrontare questo trattamento radioattivo che brucia le ultime tracce dello Scarafaggio, ferendo un corpo già piegato. Ma la sua assenza fisica è colmata dalla forza di un sentimento che ci lega al di là dei limiti e della materialità della carne. Nonostante la fine della nostra storia, il vero amore che ci ha unito ha assunto la veste di un legame eterno che si fonda sul dono e sul desiderio di felicità per l'altro. Lontana, eppure presente, Rossana mi accompagna con un dialogo che riecheggia nella preghiera. E le silenziose e interminabili ore d'isolamento, in questo bunker radioattivo, fioriscono grazie alle rose di Maria che lei mi ha fatto amare. La certezza della Resurrezione attraverso il dolore si riveste dell'intima forza della fede.

Felicità.

Oggi, alla fine di questo terzo ciclo di terapia scopro in me una forza che non conoscevo. La durezza della lontananza dalle persone care, nel momento in cui la fragilità ne acuisce il bisogno, mi ha aiutato a trovare fra le braccia della Vergine Madre il conforto e la luce.

Non mi sono ritirato in me stesso, coltivando rabbia per le prove a cui la vita mi ha destinato. Ho scelto di fidarmi dell'amore di Cristo, fino a cogliere un disegno di salvezza nel dolore. Ho scelto di benedire e di non maledire. Ho perdonato il cancro e gli assassini di papà, che hanno strappato l'anima alla mia famiglia, lasciando me, mamma e Alessandro, ancora più soli e vulnerabili di fronte ai nuovi morsi dello Scarafaggio. Sono forte del cammino che sto offrendo a Dio e ai miei fratelli, anche a quelli che non sanno, né vogliono accogliere questo dono.

Mi guardo allo specchio e, nonostante i segni inferti al corpo dalla malattia, sento di avere un'anima più salda, rivestita di luce. Con gli occhi fissi sulla croce di Cristo, la pace dell'anima non muta in pianto. E la solitudine si veste di consolazione.

Solo in Te l'anima riposa.

Silenzio.

Lentamente ritorno al presente.

Il passato mi lascia sulla soglia dell'oggi senza dolore. All'improvviso, senza esser pienamente consapevole della strada percorsa, mi trovo davanti alla statua del Risorto, qui a Medjugorje. Avvolto dai ricordi, i piedi mi hanno condotto là dove il cuore desiderava essere, al cospetto dell'Altissimo, dalla cui umanità divina è scaturita la nostra salvezza.

A Te, Gesù, offro tutti i miei dolori negli ultimi anni. Quanti strappi nell'anima. Quanti volti amati consegnati all'eternità. Siete scritti dentro di me. Forza nel mio cammino.

Papà, sorriso della vita, radici eterne, impeto di passioni ed emozioni. Mamma, Alessandro e io, andiamo avanti con il tuo nome d'amore sulle labbra e il tuo volto tatuato nel cuore.

Nannarella cara, amavo chiamarti così sebbene per tutti fossi Anna Longhi. Luce di talento e allegria, occhi buoni e risate di gioia. Mi hai insegnato a soffrire senza smettere di sorridere. Porto con me la tua dignità nella solitudine, la forza di sperare, nonostante i colpi più duri.

Franco, amico dell'anima, roccia a cui mi aggrappavo nei momenti di dolore. Abbiamo lottato insieme contro il male nero, sei stato compagno coraggioso nella sofferenza, fonte di fiducia e amore.

Emanuele, fratello mio. Sei stato strumento di grazia, occasione di salvezza per me. Con il desiderio di aiutarti a ritrovare la via della luce dopo anni di abusi, sofferenze e violenze dell'anima, sono stato io a incon-

trare la pace. Immergendomi nell'abbraccio eterno di Maria, accolto in una Comunità di fratelli, riuniti nel sogno di Chiara. Chiara Amirante, la madre di Nuovi Orizzonti.

Anime di luce. Mi avete insegnato l'amore.
Vivete nell'abbraccio eterno di Cristo.

Emanuele, il pensiero corre di nuovo a te. Ricordo i nostri giorni nel bunker. Radioattivi. Scarafaggi. Appestati, lontani da tutto e da tutti.

Una notte, in preda a una crisi d'asma, di ulcera e astinenza dalle droghe con cui ti eri ferito a morte, iniziasti a tossire sputando sangue. Rosso, scuro. Linfa di vita fuoriusciva da te, la morte sembrava non voler più aspettare. Impotente e spaventato scelsi di seguire la voce del cuore, il cammino indicato dall'amore e corsi ad abbracciarti. Accarezzandoti e cullandoti come se fossi un bambino malato, incurante del sangue e del sudore. La somministrazione di ossigeno, una dose di tranquillanti e cortisone calmarono la tua crisi, ma furono il calore di quell'abbraccio e l'accoglienza del tuo dolore l'inizio della vera guarigione dalle tue ferite.

Dopo esserci salutati, quando ormai la terapia era giunta al termine, ci ripromettemmo di non perderci. Di restare mano nella mano, pur nella distanza. Accompagnandoci nella vita, fratelli d'anima. Non ci saremmo smarriti nell'oblio del quotidiano e delle nostre vite sofferte, avremmo appagato la sete di verità e di amore che si era risvegliata nei nostri cuori. Io avrei proseguito il cammino di testimonianza con nuova forza, tu avresti chiuso la porta alle tenebre del passato per imparare a vivere un'esistenza nella luce.

Emozioni.

Ricordo.

Poco dopo il mio rientro a casa, mentre passeggiavo lungo la spiaggia dei sogni, una tua telefonata colmò il mio cuore di gioia. Eri a Piglio, dove è la Casa Madre di Nuovi Orizzonti di cui ti avevo tanto parlato. Volevi esserne accolto per continuare a sperare, per non restare solo nei momenti bui della prova. Aspettavi me per entrare. Volevi che fossi io ad aiutarti a varcare quell'uscio di pace, tenendoti per mano.

Una lacrima che nasce dal cuore, scende lungo il viso.

Fratello mio, che dono di luce sei stato per me!

Mi precipitai in Comunità per esserti accanto e lì si spalancò la luce dello spirito. Fui investito dall'emozione della fede che incendia il mondo, dalla fiamma d'amore che non si consuma. Unico rifugio per i cuori affranti, lampada splendente nella notte del dolore.

Durante quei giorni a Piglio, mi resi conto più che mai di come Cristo sia sovrabbondanza di grazia. Non può esistere gioia senza di Lui, lontani dalla vera felicità che si irradia nell'anima. La ricerca della pace lontano dalla verità di se stessi, nel vuoto di vite mal spese, precipita in un abisso senza fine da cui può resuscitare solo l'amore.

Gesù gioia eterna, braccia che si aprono fino a contenere tutti i dolori del mondo, smisurata misura d'amore.

Respiro.
L'anima è colma di pace.

Penso.

La Resurrezione di Cristo ha dato vita al mondo. Nel suo martirio volontario si è compiuta la vittoria sulla morte. Un atto supremo di fedeltà e speranza. Un sacrificio da padre, fratello, figlio, perché potessimo aver vita.

Un urlo d'amore in faccia alle tenebre degli inferi.
Un urlo come quello di Chiara, quasi duemila anni dopo.

«Il grido di un Dio crocifisso che ha preso su di sé la morte per donarci la Vita, l'angoscia per donarci la Pace, ogni nostro dolore per ricolmarlo del suo infinito Amore! Il grido di un uomo-Dio che ancor oggi percorre i deserti del mondo ripetendoci: "Amatevi come io vi ho amato!". E in quel grido ho trovato risposta. "Sì, solo l'Amore può scardinare i muri dell'indifferenza che imprigionano l'anima in una solitudine mortale. Solo l'Amore può distruggere l'angoscia di cuori impietriti dall'odio e dalla violenza. Solo l'Amore può ridare speranza a chi, colpito dalle più terribili sferzate della vita,

giace prostrato nella disperazione. Solo l'Amore può far germogliare la Gioia di vivere nei deserti dell'umanità!" È stupendo scoprire gli orizzonti sempre nuovi che l'Amore dischiude e questa avventura la vogliamo vivere insieme a tutti coloro che sentono una profonda sete di cielo.»

Chiara Amirante, sorella di luce e sentinella del mio cammino.

Ho incontrato Chiara la prima volta a Piglio, davanti a un tè caldo. Pochi giorni dopo avrei affrontato la mia ennesima radio iodio terapia.

Il tuo sguardo è luce. Splendore di vita e di amore.

La sua pienezza e il suo coraggio, da quel giorno, sono parte di me. Come un soffio fresco dello spirito, Chiara mi è entrata nel cuore, raggiungendone le profondità più nascoste, laddove il dolore si annidava silenzioso e pronto a colpire.

Sorella d'anima, fonte da cui attingere amore e saggezza.

Incontrarla ed esserle accanto significa partecipare di una scintilla di bontà divina. Il tempo si ferma, mentre cresce la sete delle sue parole, dei suoi pensieri e di tutto il suo essere. Quando l'abbraccio, stretto a lei mi sento vivo e pronto a ripartire con un coraggio rinnovato. La sua forza spirituale, unita alla grande umanità, la rende speciale, testimone della semplicità in cui dimora la vera grandezza. Ogni sua parola, gli infiniti umili gesti di accoglienza, i suoi «Eccomi» pronunciati giorno dopo giorno, sono diventati sostanza della mia vita.

Chiara rappresenta un dono di luce nel mio cammino di salvezza, sapere di poterla vivere con intensità mi sprona a far sempre meglio, crescendo spiritualmente e umanamente. Non fermandomi, nonostante le cadute, i dubbi, le paure. Le sue parole, cariche di profonda emotività e di messaggi di grazia, sono un faro nella notte e, allo stesso tempo, pugni nello stomaco, capaci di piegare sulle ginocchia l'anima fragile, avvinta dalla grandezza dell'amore di Cristo.

Le sue giornate di spiritualità costringono a guardare negli occhi la verità della propria vita, immettendo su un cammino di rinascita, lontano dalle innumerevoli deviazioni e scorciatoie in cui l'uomo si rifugia. Le sue risposte alle mie domande sono mani che asciugano lacrime, e braccia che si elevano al cielo per esultare di gioia. La sua esteriorità pacata e l'interiorità esplosiva travolgono come un fiume in piena d'amore, certezza, dignità e carisma.

Grazie a lei ho compreso che offrire la sofferenza non solo è possibile, ma rappresenta la vocazione a cui l'anima è chiamata. A lei devo la scelta di cambiare concretamente vita. Mi ha preso fra le sue braccia e mi ha cullato fin dall'inizio come fossi un suo fratello minore. Da proteggere, preservare e, al contempo, da spronare e pungolare sul cuore. Per tutti questi doni di grazia la considero sorella, nell'intima certezza che

Chiara è il dono più grande che papà ha potuto farmi dal cielo. Lei, e la Comunità Nuovi Orizzonti di cui è fondatrice, sono la risposta alla morte e al martirio dell'uomo che mi ha creato. Di fronte a tutta questa ricchezza di fraternità e amore, ho capito quanto la fede possa essere condivisione.

Chiara è la stella, la fiaccola che illumina il sentiero dell'esistenza, ogni qual volta mi sento solo, avvolto dalle tenebre. Con lei posso essere nudo, vero, con le fragilità e gli slanci, e spesso un suo sguardo riesce a essere la risposta ai tanti perché. Con lei non è possibile bleffare, né nascondersi dietro piccole bugie. Chiara è capace di comprendere, sa ascoltare e consigliare, senza mai giudicare, perché professa la libertà dei figli di Dio.

Se non avessi incontrato Chiara in questi ultimi anni, nel mezzo di un calvario di dolore, sfibrato interiormente e fisicamente, oggi non so cosa ne sarebbe stato di me.

La mia vita è stata duramente ferita dal cancro e dalla morte di papà, ma la luce di Chiara che si staglia all'orizzonte mi ha donato, fin dal nostro primo incontro, la forza di vivere con dignità e passione la croce, abbracciandola e condividendola. Fidandomi sempre e comunque dell'amore di Cristo. Chiara stessa è l'espressione forte, concreta e amorevole di quanto la sofferenza fisica che non lascia tregua possa divenire un atto d'amore, non dovuto ma sentito, verso noi stessi e gli altri. Un dolore capace di trasfigurarsi, assumendo la forma di sorrisi che incoraggiano, parole di tenerezza e conforto, mani che sostengono chi cade e non sa rialzarsi da solo, braccia che accolgono, trasformando in calore il gelo dell'indifferenza umana.

«Colui che ha detto: Io sono la Via, la Verità, la Vita (Gv 14, 6), non illude, non delude, non ci tradisce mai! La Sua Parola è Luce, la Sua Parola è Verità, la Sua Parola è balsamo di guarigione per le ferite più profonde dell'anima! Il Signore Gesù è la Via per la pienezza di Gioia e di Pace che il cuore di ogni uomo cerca. E allora perché moltissimi cristiani sono tristi, spenti? Perché hanno dimenticato che il Vangelo non è semplicemente un bel libro che racconta la storia di un grande uomo, il Vangelo è Parola di Dio! Non è sufficiente ascoltare la Parola di Dio, bisogna metterla in pratica! Non è sufficiente meditare il Vangelo, bisogna viverlo! Vivere ogni Parola di Dio con tutto il cuore, con tutta l'anima, con tutte le forze, allora e solo allora troveremo le risposte alle domande più profonde del nostro cuore, sperimenteremo quella pienezza di Luce e di Pace che il Signore Gesù desidera donarci.»

Un nodo alla gola. Le lacrime negli occhi tremanti. Nel cuore la gioia di un incontro carico di speranza e amore.

Grazie, sorella Chiara.

Ai piedi della croce prego, e offro umilmente tutto quel che ho.
Medito davanti a Cristo.
Ti penso sorella mia.

E i volti cari dei fratelli e delle sorelle di Nuovi Orizzonti si rincorrono nella mente.

Penso a Davide. Don Davide Banzato.

Fratello oltre il sangue.

Un'emozione nel cuore.

Davide è stato il primo che ho incontrato, all'arrivo in Comunità. Spirito sensibile e delicato, sorriso di luce. I suoi occhi si sono fermati nei miei e nel cuore si è accesa la gioia di due anime che si riconoscono, al di là del passato, del sangue, delle ferite. Testimone coraggioso e fervente, capace di accogliere, di spronare e inchiodare alla verità della fede, rigettando tutti gli artifici, le piccole e grandi menzogne di ogni giorno. Con il solo obiettivo di raggiungere la pura nudità del cuore.

Quante volte con delicatezza mi hai costretto ad attraversare il deserto, aiutandomi a credere in me e nella vita! Sei mio fratello.

Davide è parte di me, dei dolori, delle gioie. Con lui ho scelto di condividere totalmente la vita e lo Scarafaggio.

«Non avere paura.»

Con le sue parole di libertà e la benedizione nelle mani mi ha aperto la via del cuore, slacciato da vincoli e condizionamenti, dalle false aspirazioni, dalle illusioni orgogliose con cui rivestiamo di nulla la semplicità dell'amore. Con Davide non ci sono segreti o frasi vuote di circostanza. Uno sguardo ci unisce ed è subito comprensione, senza finzioni o timori. Nei tanti momenti di sofferenza e sconforto, ho ritrovato la forza e la gioia nel calore dei suoi abbracci.

In lui ho riconosciuto l'amore che solo un vero fratello è capace di donare. Nella purezza del suo sguardo di apostolo mi specchio. Nella profondità della sua anima generosamente offerta mi abbandono. Nella speranza che si sparge dalle sue parole, come soffio odoroso, ritrovo me stesso e il coraggio di affrontare il dolore.

Davide è il sangue che nella morte di papà mi è stato negato. La strada spezzata ha ricostituito la trama del suo cammino. Davide è certezza nella paura. Davide è conforto nella malattia. Davide è il silenzio. Nei nostri dialoghi muti fatti di sguardi e di sorrisi semplici esiste una partitura di sogni e verità in cui l'anima esulta. Davide è la mano che allontana le tenebre. Davide è la rinascita e il mio credo. La fiducia di poter essere un uomo migliore. Degno della chiamata alla santità che Gesù ha rivolto a tutti i suoi figli, immolandosi sulla croce.

Sei parte di me, fratello mio, ti voglio bene.

Sacerdote di Cristo. Pescatore di uomini.

Non mi stancherò mai di esprimergli l'amore e la riconoscenza che sento viva nel cuore. Le sue braccia mi hanno sollevato nel cammino di salvezza, accompagnandomi all'incontro con la grazia.

Se non fosse stato per il suo impeto e la sua fede nell'uomo, sarei rimasto vinto dai dolori, a piangere e a lagnarmi di me.

Davide mi ha aperto gli occhi sulla bellezza dell'anima, amandomi per ciò che ero. E, pur desiderando per me la pienezza, ha rispettato i tempi e la mia vita, nutrendosi di speranza.

Le lacrime scorrono e non le trattengo.

Come non piangere di fronte a un dono tanto magnifico che il Signore mi ha fatto, ponendo sul mio cammino questa fraterna amicizia!

Brividi di gratitudine.

Nuove emozioni a colorare il mio orizzonte.

Sorrido. Penso a Giacomo. Don Giacomo Pavanello.

Fratello di condivisione e di racconto.

Giacomo. *Piccolo grande apostolo di luce.* L'ho conosciuto dopo Davide e, con il tempo, la sua presenza nella mia vita è diventata un importante anello di congiunzione fra Gesù e la quotidianità. Giacomo sa prendersi cura di me, non ha mezzi termini, non si nasconde dietro le parole, è diretto, sferzante, pungente come una rosa senza spine, perché non fa male, ma dona il coraggio di riflettere e di incontrare il proprio volto senza paure.

Pregare con lui significa essere rivestiti di una forza inspiegabile, parlargli e ascoltarlo ti pone di fronte all'anima, senza mai un giudizio, né un rimprovero. Vivere giorno dopo giorno con Giacomo, nella vicinanza del cuore che unisce due veri fratelli, mi ha permesso di capire che non si deve aver paura di cambiare la propria vita, abbandonando i percorsi più rassicuranti. Senza inutili dubbi, tentazioni tese a rallentare e ostacolare il cammino verso la salvezza. Lasciando indietro timori ed egoismi. Con Giacomo si può solo saltare nell'azzurro, non delegando più ad altri le proprie responsabilità, non aspettando che arrivi qualcuno che si assuma il coraggio del volo.

Giacomo c'è, è sempre pronto a sorreggere, il suo abbraccio e le sue parole non sono mai scontate. Il sorriso limpido e la tenerezza dei suoi occhi lucenti sono la meraviglia di un cuore aperto, sempre disponibile ad accogliere e ad amare.

Emozioni.

La prima salita sulla collina delle apparizioni non potrò dimenticarla finché avrò vita, perché le sue mani erano forza e il suo sguardo coraggio. Con un braccio mi sosteneva nello sforzo e le sue spalle accoglievano le mie lacrime. In silenzio mi parlava. «*Lascia che i massi da dentro te rotolino lungo la Collina.*» In quel momento ho compreso con forza quanto siamo legati, io e Giacomo. Destinati a camminare insieme lungo il sentiero della vita. Segnati dalla stessa tragedia, la perdita dei nostri papà. Il suo, per quello stesso Scarafaggio che è in me.

Sono in lacrime di fronte al Cristo, crocifisso d'amore.

Fratello, mi hai donato la piaga aperta del tuo cuore accompagnandomi nella visita ai malati di cancro dell'Oncologico Giovanni Paolo II di Bari. Hai sublimato, con l'offerta del tuo dolore, quella ferita mai rimarginata della morte di tuo padre. Ti sei donato, rispondendo pienamente alla chiamata di Cristo: «Questo è il mio comandamento, che vi amiate gli uni gli altri come io vi ho amato, nessuno ha un amore più grande di questo: dare la vita per i propri amici».

Lacrime di riconoscenza.

Nuovi ricordi. Penso a Silvia. Silvia Piasentini.

Silvia, il tuo volto di luce apre un sorriso nel cuore.

Sorella di grazia, sei stata l'approdo sicuro in tante notti dell'anima. Nella tempesta della tentazione, e nel dolore che frustava il corpo provato dalla malattia, le tue carezze amorevoli e le tue parole di speranza sono divenute un balsamo di carità.

Hai sofferto nel vuoto di una vita lontana dalla sorgente di vero Amore. E hai cercato, senza stancarti, la via della verità, trovandola nelle braccia di Maria e nel costato aperto di Cristo. Sei diventata testimone dell'unica fiamma che non si consuma, portando quella luce nel mondo con il sorriso sulle labbra e con una gioia viva che sgorga dal cuore.

Mi hai spronato a non fermarmi e a camminare dietro a Gesù con fiducia, nonostante le cadute e le sofferenze, confidando sempre nel disegno di salvezza che Lui aveva preparato per me.

Grazie, sorella mia. Anche tu sei nell'anima.

La felicità dell'amare si irradia dentro di me.

L'incontro con Nuovi Orizzonti è la luce dei miei ultimi anni. Fra le braccia di Chiara, nelle Comunità d'amore che ha creato, ho trovato il Cristo misericordioso e la maternità di Maria. Nei tanti volti di pace, nelle mani che si stringono e nelle braccia che si aprono per accogliere e sostenere, ho incontrato la vera gioia. Nelle parole di speranza e fiducia, nell'incoraggiamento sereno a seguire Gesù, nella gratuità dell'offerta del cuore, ho toccato un angolo di cielo.

L'intera vita, ora, è donata.

Voglio ringraziarti, Signore, per il dono della vita. Tempo fa ho letto che gli uomini sono angeli con un'ala soltanto: possono volare solo rimanendo abbracciati.

Don Tonino Bello. Un faro della Chiesa dei nostri tempi.

Avevi compreso il valore della fratellanza nel cammino di salvezza.

Respiro.

Ampie boccate dell'aria limpida e fresca di Medjugorje temprano il mio corpo. L'anima è un cielo trapuntato di stelle in una notte di pace.

IPod che suona. Un giro di note. Andrea Guerra. *I gabbiani.*

Una lacrima che va.

Cammino a passi leggeri verso la *Croce Blu*, approdo santo di una lunga giornata di contemplazione, ricordi, emozioni. Luogo mistico delle apparizioni mariane, in questa piccola cittadina baciata dalle labbra di Maria. I pellegrini attorniano la statua della Madre Celeste posta ai piedi dell'umile *Croce Blu* che dà il nome alla piana.

Ad attendermi trovo i volti sorridenti di Ciro, Angelo e Ilaria.

Che limpide espressioni di gioia! La pienezza del cuore si traduce in espressioni di silenziosa felicità.

Ci abbracciamo.

Senza parole mi stacco da loro. Non c'è bisogno di spiegare ciò che quegli occhi fraterni leggono nel profondo dell'anima. Ogni più sottile corda dell'essere vibra in armonia con quel luogo sacro ammantato di grazia. Dentro di me avverto un anelito insopprimibile al raccoglimento. Mi inginocchio di fronte all'effigie della Vergine e chiudo gli occhi per lasciarmi pervadere dall'emozione di un incontro d'amore e di salvezza.

Il cuore sussulta di commozione.

Ti sento. Il calore del Tuo sguardo di Madre invade lo spirito desideroso di incontrarti. Ogni tribolazione si dissolve nel soffio fresco della speranza che irradi su questo luogo eterno. A Te affido tutte le lacrime del cuore colmo di gratitudine, illuminato dagli infiniti doni ricevuti in questa terra benedetta. Come un figlio lontano da sua madre troppo a lungo, mi prostro ai Tuoi piedi con l'impulso di abbracciarli, avverto il tocco delle Tue mani sulla mia testa china. L'anima è riscaldata dal tepore che solo la Tua sapienza amorosa è in grado di infondere.

Madre, ti rendo grazie perché mi hai voluto e chiamato qui, affinché fosse piena la manifestazione del Tuo amore. In questa oasi di pace, i macigni che portavo sulle spalle sono rotolati via, confondendosi con le altre pietre della radura. Gli occhi si sono aperti e ho compreso nel profondo di me quanto il dolore possa finalmente diventare offerta, mutandosi in canto di lode. La piaga aperta della morte di papà, il martirio del suo sangue innocente versato, hanno trovato cura. Le lacrime sono state asciugate dalla Tua veste, Madre. E la disperazione è divenuta preghiera incessante, nella certezza della nascita al cielo di papà.

Ti amo, Mamma!

Nel tuo amore ho trovato la pace e la libertà. Un cuore di carne è tornato a battere con vigore, spezzando le catene imposte dal dolore e dalle tribolazioni. Al riparo del Tuo manto sono divenuto un uomo nuovo, capace di amare e di donare tutto di sé. Senza paura. In un'offerta d'amore che profuma d'eternità.

Singhiozzi silenziosi sono la voce dell'anima commossa. La luce della grazia illumina la notte della Croce Blu.

Resto in ginocchio senza accorgermi del tempo che scorre, né dei fedeli che si susseguono accanto a me, ai piedi della piccola Madonnina bianca.

Una mano si poggia delicatamente sulla spalla.
È Ilaria.
Mi sorride. Il suo sguardo accarezza gli occhi velati dal pianto.

«Qual è il senso della vita, Fabio? E come dare un senso alla propria esistenza? Queste domande da qualche anno a questa parte continuano a invadere i miei pensieri.»

Vuoi aprirti a me. Ti ascolto.

«Domande semplici, apparentemente scontate, ma così complesse da mettere in crisi le mie serene certezze.

Ho trentadue anni, ho vissuto sempre a Napoli e la mia è una storia come tante. Sono nata in una famiglia per bene che mi ha cresciuto nell'amore, nel rispetto di sani princìpi e che mi ha dato la libertà di scegliere cosa fare del mio futuro. Ho vissuto sempre una vita tranquilla, fatta di gioie semplici e di soddisfazioni, ma anche di grande impegno e dedizione nello studio e nel lavoro. Ogni tanto sono stata amareggiata da qualche piccola delusione, come capita a tutti, ma ho avuto la fortuna di incontrare presto il primo grande amore, quello che ti riempie il cuore e sono riuscita a conseguire in breve tempo la laurea in Architettura.

Dopo la fine degli studi, una strana sensazione iniziò a farsi largo dentro di me. Ero animata da un forte desiderio di portare a compimento un percorso formativo che mi era costato tanta fatica, ma cominciai a trovare molti intoppi. Sembrava che, nonostante il mio impegno e gli sforzi fatti, nessuna occasione volesse premiarmi. Giorno dopo giorno cominciai ad avvertire uno strano malessere, prima quasi impercettibile, poi, sempre più acuto. La mia esistenza mi appariva all'improvviso quasi "congelata"; tutto attorno a me andava veloce mentre io ero ferma, bloccata.

La prima reazione fu quella di far finta di niente, provando a scacciare ogni pensiero che potesse indurmi a fermarmi, per riflettere e capire. Così ho continuato a organizzare la mia realtà quotidiana, a progettare il futuro. Ma il malessere si è trasformato presto in inquietudine, nell'insoddisfazione per un'esistenza che mi appariva all'improvviso senza senso. Una voce interiore mi chiedeva di meditare, di restare in silenzio ad ascoltare. Ma da dove iniziare? Dove cercare delle risposte?»

La voce dell'anima che si fa insopprimibile.

«Così, proprio dalla confusa ricerca di quel "qualcosa" che non andava, in modo quasi inconsapevole, è iniziato il cammino di rinascita. Ora so che il Signore mi stava chiamando a un intenso corso di formazione per una fede più forte, più matura. Attraverso le cadute, la confusione e gli ostacoli, mi ha fatto capire che era giunto il momento di affidarmi, di dare voce al mio io, all'anima che per tanto tempo avevo soffocato nel seguire il vortice della vita quotidiana, dei "miei" sogni, dei "miei" futili obiettivi. Trascurando la ricerca di un equilibrio interiore, di quella spiritualità vera che ti spinge anche al sacrificio, donando in cambio una forza sconosciuta per affrontare qualsiasi difficoltà.

Eh sì, questa è stata la più grande lezione che il Signore mi ha dato: "Niente è impossibile a Dio, a tutto c'è rimedio se ci si affida totalmente a Lui che tutto può guarire!". Questo straordinario insegnamento mi è stato trasmesso soprattutto nel corso di questa meravigliosa esperienza a Medjugorje, insieme alla Comunità di Nuovi Orizzonti. Attraverso ogni persona incontrata il Signore mi ha aperto gli occhi. Mi ha fatto capire cosa vuol dire vivere in pienezza, abbandonandosi alla provvidenza divina come i gigli nel campo, amare senza limiti, essere fratelli e sorelle perché figli di uno stesso Padre e una stessa Madre. E come solo il perdono, offerto a chi ha inflitto ferite dolorose, possa liberare dalle catene che imprigionano l'anima!»

Che dono di grazia il cuore di Maria ci ha offerto!

«La grande scoperta è che tutti possiamo raggiungere questo stato di gioia piena in modo semplicissimo: imparando ad affidarci a Dio anche quando tutto sembra perduto, quando tutto sembra senza via d'uscita! Non ci sono i figli prediletti, siamo tutti uguali per il nostro Papà Celeste! Basta solo cercarlo, lasciarsi aiutare non come noi vogliamo o ci aspettiamo, ma come vuole Lui che ci conosce nel profondo, meglio di noi stessi!

Durante i tanti momenti di condivisione e testimonianza dei giovani della Comunità ho verificato come parole di amore e di speranza possano davvero aprire i cuori di chi ascolta. Ho visto esperienze drammatiche e incomprensibili diventare strumento per raggiungere il cuore di chi non conosce il Signore, di chi non crede in Lui.

Ricordo il giorno in cui ho ascoltato per la prima volta la tua testimonianza, Fabio. Ancora non ti conoscevo bene, c'eravamo solo presentati, ma ero rimasta colpita, nei giorni precedenti, dal tuo atteggiamento serio e timido, e da come percorressi Cittadella distribuendo sorrisi e abbracci. Quando con voce decisa hai iniziato a raccontare la tua storia di malattia mi sono sentita davvero piccola.

"Non mi sono mai chiesto perché proprio a me!", hai gridato forte.

"Ma come è possibile?", mi sono chiesta con sgomento. Come può una persona non domandarsi perché deve patire atroci sofferenze fisiche per molti anni? Non invocare Dio gridando "perché"? Io stessa, nelle piccole difficoltà quotidiane, negli insignificanti problemi di lavoro e di cuore, nelle ridicole "lotte" con chi mi circonda, l'ho pensato, l'ho gridato! Ho preteso risposte immediate, di avere subito ciò che io desideravo per la vita, quasi sentendomi in credito con Dio, perché era giusto che assecondasse le mie richieste e le tante aspettative!»

Solo Gesù conosce i segreti dei cuori e ciò che può elevarci al cielo.

«Ma in quel momento, davanti alla realtà di un coetaneo che, vivendo ancora nell'inferno, ringraziava e lodava Dio con fermezza e gioia, il cuore e la mente si sono liberati dagli schemi che mi tenevano legata. La tua testimonianza di vita mi ha aiutato a sciogliere pian piano quelle catene che mi vincolavano a una realtà povera e insignificante. Ora sono pronta ad aprire le braccia a una nuova avventura insieme al Signore, mettendo da parte tutte le preoccupazioni per il futuro, perché non sono sola! Nessuno di noi lo è!

È il momento per me di rispondere il mio "Eccomi Padre" ai suoi progetti per la vita. E, con questa nuova consapevolezza, sento forte nel cuore il bisogno di ringraziare per questo nuovo cammino.»

Respiriamo.

«Grazie, Fabio, per il tuo forte "sì" alla vita e alla gioia. Grazie per il travolgente entusiasmo con cui hai aderito ai progetti di Dio per te. E grazie per il conforto che mi doni persino quando dovrei essere io a sostenere te, grazie perché ci sei anche da lontano. Ho trovato in te un amico vero, un punto di riferimento costante, un fratello.

Ma soprattutto infinitamente grazie, Padre mio, perché mi hai messo accanto persone che mi hanno aiutato a capire i Tuoi messaggi di speranza, grazie perché mi stai accompagnando mano nella mano verso la strada che hai scelto per me, perché mi hai permesso di capire, di ascoltare ciò che avevi da dirmi, affinché potessi vivere in pienezza ogni momento.

Grazie, Mammina Celeste, per avermi coccolato con tenerezza quando mi sentivo fragile e senza forze, servendoti di un abbraccio o di un sorriso, per essere stata paziente nonostante la mia testardaggine e la perseveranza negli errori.

Grazie, Signore, perché Tu sei la speranza quando tutto attorno sembra buio, sei l'unica strada da percorrere per vivere nella gioia, sei quella luce che da tempo cercavo, sei il senso dell'intera vita!»

Mi stringi così forte le mani.

I nostri occhi, velati di lacrime, sono fissi gli uni negli altri.

Sento la forza delle tue parole, la consapevolezza certa che le nutre, la gioia che sgorga dal cuore di chi ha imparato a conoscere l'amore vero di Cristo. Accanto a te, di fronte alla Croce Blu e all'Epifania della Madre Celeste, elevo anch'io al cielo la preghiera di lode perché ogni dolore è stato consolato, ogni piaga sanata col balsamo odoroso dell'amore. Il mistero della vita comincia a svelare il suo messaggio.

Gesù, Tu mi hai chiamato a seguirti, chiedendomi di camminare dietro di Te nella salita al Calvario, con la mia croce sulle spalle. La fatica e il sudore, il peso sulle spalle gracili e spellate, le gambe deboli che non reggono il passo, l'anima in tumulto per il troppo patire, tutto, mio Signore, è divenuto, giorno dopo giorno, preghiera e invocazione incessante per la conversione e la salvezza dei tuoi figli dispersi. A questo sacrificio Tu mi hai chiamato e, sorretto dal Tuo infinito amore, dall'abbraccio di Maria e dal cuore pulsante di Nuovi Orizzonti, ho pronunciato il mio «Eccomi».

Sono in cammino. Non mi fermo.

La mia vita è tua. Mi fido di Te.

Cittadella Cielo.
Il sole filtra dagli scuri della finestra. La vita penetra nella stanza attraverso i toni allegri delle voci e dei passi sul selciato.

Respiro.

Lo spirito è pronto e rivestito di luce ma il corpo, questa mattina, non mi asseconda. Il dolore non smette di cercarmi, ovunque mi rifugi e, pur nella pace dell'anima, faccio i conti con molta sofferenza fisica. La stanchezza non mi abbandona, un senso di prostrazione mi costringe, a ogni risveglio, a chiedermi se ce la farò a non mancare agli appuntamenti con la Madre Celeste e con la Comunità.

Una mano allo stomaco.

Mi duole più che mai. Si contorce e contro le sue pareti irrigidite rimbalza qualsiasi cosa provi a ingoiare. E l'intestino gli fa da eco, impedendomi di assimilare tutto il nutrimento di cui il mio corpo smagrito ha bisogno.

Madre, Tu che conosci le mie sofferenze, in questo nuovo giorno importante, in cui tanti fratelli aspettano di ricevere da me parole d'amore e di speranza, non abbandonarmi. La Tua carezza rigenerante giunga a darmi sollievo, affinché non manchi all'impegno quotidiano di testimonianza. Voglio essere presente a me stesso, attivo, partecipe. Non lasciarmi fermare dal dolore. Per non venir meno, confido in Te, e nel Tuo materno soccorso. Sii Tu forza e sostegno. I limiti della carne siano sublimati dalla vitalità dello spirito.

In questi giorni di gioia nella Tua casa di Medjugorje, non ti chiedo di intercedere presso Tuo figlio affinché il dolore mi abbandoni. Accetto la croce e la porto sulle spalle come voto d'amore, offerto per chi vive nelle tenebre dell'errore e del male. Ciò che ti chiedo, Madre, è la grazia di sopportare la sofferenza e di non esserne schiacciato al punto da dover fermare il mio passo.

Chiudo gli occhi.

La luce invade il mio essere anche attraverso le palpebre chiuse.

Ti sento, Mamma del cielo. Il Tuo cenno benefico calma gli spasmi del corpo e vivifica l'anima, animandola del vigore che nasce dall'amore e dalla certezza dell'eternità.

Poche ore ancora e renderò una nuova testimonianza al Palazzetto di Cittadella Cielo.

Emozione.

Il cuore batte forte. Ricordi si liberano dentro di me come una sfumatura di arcobaleno nel cielo velato di pioggia. Il sorriso, per la bellezza del sereno che torna a rivestire la terra bagnata, si allarga sul viso.

Ricordo.

Sono passate poche settimane dal 24 giugno 2011 giorno in cui, per la prima volta, su un palco imponente e traboccante di gioia, ho reso la mia testimonianza di fede e di abbandono all'abbraccio materno di Maria, ai piedi della croce di Cristo, autorevole e salvifica. Nel cuore conservo l'emozione vibrante dell'arrivo al Palazzetto, gremito di migliaia di fedeli, dove il 22 aveva preso il via il primo Meeting Mondiale dei Cavalieri della Luce, l'esercito di Cristo radunato da Chiara Amirante per vivere nella radicalità il messaggio evangelico.

L'approdo a Medjugorje era seguito a un periodo tribolato, di grandi sofferenze fisiche e tentazioni spirituali. Giorno dopo giorno, era cresciuta in me la voglia di raggiungere quella terra baciata dalle labbra sante di Maria, ma una successione ininterrotta di difficoltà aveva finito col rimandare quel momento.

L'unico momento di luce, in un tempo segnato dalla prova, fu il pellegrinaggio dell'11 giugno, a piedi, da Macerata a Loreto, pochi giorni prima della partenza per la Bosnia. La scelta di affrontare quel cammino, lungo ventotto chilometri, fu un atto di completo affidamento alle braccia di Maria perché, nelle mie condizioni di salute, non avevo alcuna certezza di poter arrivare fino in fondo.

In una notte di marcia e di preghiera, di fatica e sofferenza, trovai nell'amore della Madre Celeste la forza per non fermarmi. Iniziai a camminare sgranando il Rosario, chilometro dopo chilometro, lodando Gesù assieme agli altri pellegrini e offrendo, lungo il tragitto, una testimonianza di vita e di fede. Accanto a me, a sostenermi con cura amorevole, c'era Maura, sorella dell'anima, occhi di cielo, un cuore buono e tenace da cui ho tratto la fiducia di potercela fare a raggiungere Loreto. Alessandro che, con sguardo paterno, controllava il mio camminare con fatica. E poi Lorena. Vicina a me con la dolcezza che solo la fraternità spirituale è in grado di donare. Alle prime luci dell'alba, intravedendo le forme della cittadina mariana, i nostri cuori cominciarono a battere all'unisono, sempre con maggiore intensità, fino all'arrivo al

Santuario. Lì ci liberammo di tutte le nostre lacrime, piangemmo insieme perché la nostra offerta d'amore si era compiuta.

Il pellegrinaggio, la notte in cammino, elevando l'anima al cielo, fu un ponte gettato fino al desiderato abbraccio con Maria a Medjugorje. Una ventata di pace e di speranza, sebbene il corpo continuasse a tormentarmi. Ricordo che il pensiero di affrontare la traversata in nave mi suscitava sgomento. Immaginarmi in balìa delle profondità del mare, completamente esposto alla violenza del dolore fisico, lontano dalla terraferma, mi turbava offuscando la gioia dell'incontro con la Madre Celeste.

Brividi.

I giorni prima della partenza, e durante tutta la navigazione, soffrii profondamente. Il dolore non mi abbandonò un solo istante. Il corpo pativa e l'anima era tormentata dall'angoscia. La luce si accese nel cuore solo con l'arrivo a Spalato. La pace scese dentro di me come un soffio leggero non appena toccai il suolo della città croata. Sorprendentemente, a contatto con quella terra semplice e operosa, fui investito da un vivo anelito di libertà, sebbene mi attendessero ancora notti tribolate e giorni di sofferenza. Solo nell'ultimo giorno a Medjugorje, prima della testimonianza, durante il meeting, finalmente, mi sentii rinascere. Cristo irradiò dal suo costato la grazia della benedizione su di me, e tutto quel patire trovò il suo senso più alto. Rivelandosi chiamata a offrire il dolore per la conversione e la salvezza, via per l'incontro con l'unico vero Amore.

Davanti a me una sterminata folla di fratelli e sorelle. Donne, uomini, ragazzi, assetati di verità e gioia, attendevano che parlassi ai loro cuori servendomi della mia umile testimonianza.

Ricordo, l'emozione che buca l'anima. Le migliaia di occhi fissi su di me, la felicità, i sorrisi, con cui le parole di speranza sono state accolte. Ero a nudo, esposto alla verità dell'essere uomo, debole, ma chiamato all'amore. Forte del desiderio di condivisione, immerso nel racconto dei dolori di una vita e delle piaghe dell'anima e del corpo. Il vuoto degli anni lontani da Cristo, lo Scarafaggio, il martirio di mio padre. Tutto, da me, si è effuso sui fratelli, desiderosi di nutrirsi delle manifestazioni della bontà salvifica del Signore, Padre che adora la sua creatura, la tempra nel fuoco, non la abbandona mai negli infiniti percorsi con cui chiama alla vita eterna.

Quel giorno, per la prima volta, mi sono offerto senza riserve e senza paure. Ho donato tutto di me, i dolori del passato e i sogni che riscaldano il cuore. Guardando Maria negli occhi, accanto a quella materna statua che impera sul palco, ho scelto di essere me stesso.

Gioia nell'anima.

Ricordo tutto. Ogni sussulto, ogni respiro. Le mie parole nude.

«Stamattina, guardando il calendario mi sono accorto che è un giorno particolare per me. Il 24 giugno di dodici anni fa ero in ospedale a sottopormi alla prima radio iodio terapia della mia vita. Fare la terapia significa avere un cancro, e rimanere rinchiusi per giorni in una stanza di isolamento, senza poter vedere nessuno, senza poter parlare con nessuno, alle prese con una cura che ti rende pericoloso per gli altri, perché si è radioattivi. Dopo dodici anni, oggi sono qui, a incontrare la gente e dire a me stesso che, sì il cancro continua a esserci, ma ci sono anch'io e posso vivere per testimoniarlo. Questa è la scommessa più bella che ho vinto, è il sogno che diventa vita grazie a Maria. Lei, la fede, sono il senso di ogni esistenza, perché tanti sono i dolori che incontriamo lungo le nostre strade e solo la grazia può salvarci. Io ho incontrato il cancro, buon per lui che ha incontrato me.

Oggi voglio condividere un pensiero, in particolare. Qui a Medjugorje, in Cittadella, vediamo tanti ragazzi che ogni giorno lottano per vivere, per superare la tossicodipendenza, l'alcolismo, la bulimia, l'anoressia, la sesso-dipendenza ma, da malato di cancro, io sento di dire che non esiste alcuna differenza tra cancro fisico e cancro morale. Nella sofferenza siamo tutti uguali. Non ci sono differenze. Perché il dolore è una prova costante della vita di ogni creatura e non è una maledizione.

Quando ho incontrato il cancro avevo vent'anni. A vent'anni avrei potuto maledire, gridare contro il mondo e soprattutto contro Dio. Avrei potuto chiedergli perché lo avesse mandato proprio a me. In verità, quella domanda io non me la sono mai fatta. Perché credo sia una domanda anti cristiana e anti umana che spinge, soprattutto, a non viverci come fratelli. Di sicuro la nostra società, dura e competitiva, ci costringe a non sentirci fratelli, ci mette gli uni contro gli altri, anche nella malattia, in quell'essere omertosi, nel non voler parlare, nel voler nascondere. La mia storia è stata diversa e di questo ringrazio Dio.

Ho avuto la fortuna di avere due genitori che, nel lontano 1998 quando mi fu diagnosticato il male, ebbero il coraggio e l'amore di non nascondersi, riconoscendo apertamente "sì, nostro figlio ha un cancro". Mentre, ancora oggi, dopo tanti anni, lungo le corsie degli ospedali incontro mamme e papà che non hanno voglia di parlare e di ammettere che i loro figli hanno una malattia. Non hanno il coraggio di dire che i loro figli sono tossicodipendenti, non riescono ad ammettere che c'è un problema perché, in realtà, non sanno che da ogni male si può guarire seguendo una sola strada: la fede.

La fede è l'unica chiave di lettura della nostra esistenza, della nostra vita. Non una fede utilitaristica, a cui aggrapparsi nel momento del bisogno, ma un lungo momento magico, un cammino balsamico per il nostro cuore, per la nostra anima.

Quando ho incontrato il cancro non ho bestemmiato, non ho rifiutato il mondo, ma ero freddo nella fede, a stento mi facevo tutti i giorni il segno della croce. Ero il classico cristiano tiepido, che alla domenica va a messa perché così gli è stato insegnato. Solo con il tempo ho capito quanto è importante la Parola vissuta nella quotidianità, quanto è importante leggere ogni giorno una pagina del Vangelo, quanto è importante vivere la fede. Vivere la fede significa aprire le braccia al prossimo, spalancare le porte del proprio cuore, condividendo il dolore con gli altri.

Ho imparato che il cancro non è soltanto di chi lo vive ma anche, e soprattutto, di chi è accanto al malato. Da cristiano cattolico, mi sento di dire che dobbiamo avere il coraggio di parlare del nostro dolore, non dobbiamo chiuderci nelle nostre case e, ricevendo il dono della sofferenza altrui, rifiutare quella responsabilità. Spesso, più male del cancro, o di ogni altro dolore, fa il silenzio. Non voler sentire, non voler parlare. La fede non può essere vissuta dentro le quattro mura della propria casa. Siamo tutti chiamati ad aprire il nostro cuore, a condividere la sofferenza, perché solo così può trasformarsi in gioia.

La grazia della condivisione io l'ho potuta comprendere a fondo solo in Nuovi Orizzonti. Frequentando la Comunità, da quattro anni a questa parte, la mia vita è cambiata perché Chiara mi ha insegnato che il dolore può diventare una gioia solo offrendola per gli altri e agli altri. Come diceva Giovanni Paolo II, *Il dolore è di chi se lo merita*. Incontrare il dolore non significa essere finiti, anzi! Vivendolo in Dio è possibile diventare testimoni del proprio tempo.

Questa oggi è la mia vita.

Pochi giorni fa mi è stato comunicato che il cancro è tornato a bussare alla mia porta. Non m'importa, continuerò a lottare e a vivere, e se il Signore mi chiamerà sarò pronto a servirlo, a servire Maria, a servire Cristo. Con quell'umiltà di cuore, che appartiene ai figli di Dio.

Maria è stata un immenso dono per me. La donna più moderna di tutti i tempi, la donna che ha dato l'esempio più grande, mettendo a disposizione Suo figlio per salvare tutti noi. È a Lei che mi rivolgo nei momenti bui, nel dolore, nei miei silenzi, quando piango e ho paura e mi chiedo se ce la farò. Guardo la Sua immagine di luce, prendo il Rosario e lo recito fino in fondo con passione, credendoci, finché scatta quella marcia in più. Quella marcia in più che, nel 2008, ha scalato all'improvviso dalla quinta ed è arrivata direttamente alla prima quando, dopo dieci anni, mi è tornato il cancro, mio padre è morto in un incidente stradale, ucciso da un ragazzo reduce da una notte di sballo in discoteca.

In quel momento tutto nella mia vita è crollato.

Cosa avrei potuto fare? Prendermela con Dio? Prendermela con il mondo? No. Non l'ho fatto. E, in quel momento la risposta è stata una sola: Nuovi Orizzonti. Abbracciare questa famiglia e sentirmi fratello fra fratelli è stata la cura, la speranza. Unirmi a tanti ragazzi, a questo carisma di luce, vivendo la pienezza della fede, è stata la risposta al cancro e alla morte.

Ho capito che non dovevo più perdermi nell'apparenza, che dovevo cambiare rotta nella mia vita e arrivare all'essenza delle cose. Ogni giorno, in Comunità, ci confrontiamo e parliamo di quanto sia meraviglioso vivere, nonostante le sofferenze, di quanta bellezza e forza ci siano nell'anima, di come sia importante e possibile sperimentare la vera gioia.

Ma il dono più grande di Nuovi Orizzonti è stato il perdono. Incontrare ragazzi tossicodipendenti o alcolizzati, o figli del caos del sabato notte proprio come chi ha ucciso mio padre, mi ha permesso di aprirmi all'accoglienza e al perdono. Nell'incontro con quelle solitudini, quei vuoti d'amore e di senso, ho sentito profondamente di ringraziare mio padre, per avermi fatto capire realmente, ancora una volta, che la mia vita deve essere votata al servizio e alla testimonianza.

Oggi sono qui per mostrare che, nonostante il dolore, il cancro, la morte di mio padre, esiste una strada per dare un senso alla propria vita. E quella via è l'amore di Cristo. L'approdo sono le braccia amorevoli di Maria. Il sostegno, i sorrisi dei fratelli.

Tredici anni fa tutto il mio mondo è stato stravolto. Il cancro mi ha investito come un tornado. Ho pensato di scrivere un libro per raccontare la mia storia, per mettermi alla prova e ne è nato un romanzo abbastanza particolare con un titolo inquietante: *Cancro non mi fai paura*. Chiunque sia entrato in contatto con quel libro, mi diceva che non era il caso di parlare di quell'argomento, oppure mi invitava a farlo "positivamente", soprattutto in televisione. Ricordo come quelle parole mi lasciassero perplesso perché il cancro è una malattia come tante altre, e scriverne o parlarne rappresenta la testimonianza viva che di cancro si vive e non si muore soltanto.

In quel momento ho capito che avevo di fronte un'altra missione, quella di umanizzare il male per far comprendere come i malati di cancro, colpiti nell'anima e nel corpo, non siano delle entità astratte, né degli appestati, ma siano degli esseri umani come tutti gli altri.

Oggi, alla luce di una fede che è scesa sempre più in profondità dentro di me, mi rendo conto, però, che una marcia in più i malati la possono avere. E si chiama Maria. Con Maria nel cuore è possibile continuare a vivere, a sognare, amare. Lei è la risposta. E da quando è entrata nella mia vita ho cambiato le abitudini di sempre, ho scelto di abbandonare i palcoscenici per donarmi totalmente a questa causa che fa stare bene prima di tutto me. La decisione di cambiare il corso della mia esistenza l'ho presa prima di tutto per me stesso, con la consapevolezza che, se non mi amo, non posso amare nemmeno gli altri. E se non sto bene nei miei panni, non posso stare bene con nessuno accanto. Donandomi, mi sono accorto che condividevo qualcosa di me e del mio cuore.

La luce si è irradiata giorno dopo giorno, con l'evangelizzazione di strada, la vita nella Comunità, i ritiri spirituali a Piglio, l'approdo a Medjugorje, dopo mille travagli e con una salute molto precaria.

Questa notte soffrivo, e mentre ero lì, a rotolarmi nel letto, dicevo a me stesso: "Accetto il dolore! C'è Maria che mi protegge!". E posso assicurare che tutta questa pace non è un'illusione, è la concretezza, è la certezza della fede. Una fede che è, sì, un mistero e un grande deserto da attraversare, ma un deserto che fiorisce e, prima o poi, diventa la strada maestra che ci porta alla Resurrezione. La Resurrezione della nostra vita e della nostra anima. E gioia sia sempre! Il mio messaggio oggi è quello di Gesù, l'invito ad amarci sempre con vivo amore, con forza, con passione, con determinazione.

Quando a casa, o nel vostro cammino, incontrerete qualcuno che piange, che soffre, se non saprete cosa dirgli, non ditegli nulla, ma non negategli mai un vero abbraccio, l'abbraccio di Maria.»

Lacrime bagnano le mie mani. Cadono dagli occhi come sussurri di gratitudine.

Grazie, Madre, perché sei stata accanto a me. Perché il Tuo sguardo amorevole mi ha accarezzato e infuso forza. Grazie perché la Tua bontà colora ogni istante di luce e di speranza. Grazie perché ammanti di perfezione l'imperfezione della mia umanità e perché con il Tuo soccorso non sento più dolore né paura.

Appena finito di parlare, subito dopo la testimonianza, ricordo il calore nelle guance, il fervore dello spirito che esplode nel petto, la testa che gira per l'emozione di un momento di pura grazia, in cui migliaia di anime si saldano l'una all'altra nel fuoco dell'amore di Cristo.

Sceso dal palco, faticai a raggiungere l'uscita del Palazzetto. La gente amorevolmente mi abbracciava. Raggiunsi l'esterno lentamente, con l'anima in festa e la consapevolezza profonda che il cammino in Nuovi Orizzonti era la via tracciata dal Padre per la mia salvezza. Offrire la vita e le sofferenze, divenire strumento d'amore, era quanto lo spirito mi suggeriva con sempre maggiore intensità.

Rapito dalla potenza dell'emozione, mi accorsi a fatica di una ragazza che mi aveva raggiunto fuori dalla struttura. Fu lei a risvegliare la mia attenzione con forza, chiamandomi e toccandomi la spalla.

Nei suoi occhi una strana luce. È Giulia, toscana, un sorriso sul cuore che, in quel momento, sembrava aver smarrito.

«Sei stato uno schiaffo in faccia» fu il suo esordio bruciante.

«Le tue parole, il tuo urlo, la tua forza... Ti ho sentito raccontare dei tuoi genitori, di come ti hanno sempre sostenuto, condividendo il tuo dolore, senza nascondersi. Io ho vissuto l'opposto! Ricordo solo tanta solitudine e assenza.»

Il dolore di Giulia mi invade.

«Ho iniziato a drogarmi a quattordici anni e per più di sei anni e mezzo nessuno si è accorto di nulla. O meglio, se i miei genitori l'hanno notato, hanno fatto finta di niente. Papà andava via la mattina e tornava la sera, viveva fuori casa, e quando era con noi diventava aggressivo, violento. Il dialogo era inesistente e, tuttora, le cose non sono cambiate. Non c'è alcuna condivisione.

Ricordo che, un giorno, facendo pulizia, trovò un sacchetto di pasticche nei tombini del giardino. In preda al panico gli dissi che erano di una mia amica e lui, senza fare una piega, sembrò credermi. Non una domanda, non un sospetto. "Occhio non vede cuore non duole", mi dissi.

Con mamma le cose non andavano meglio. Ha assistito al mio declino, vedeva tutto, e manteneva uno strano equilibrio senza andare in profondità. Non ho mai sentito la sua protezione e quando papà mi picchiava non interveniva a difendermi.

Prima che entrassi in Comunità, eravamo tutti nel baratro, ma nessuno prendeva una decisione, nessuno parlava. Finché, un giorno, ho lasciato siringhe in camera, in casa, ovunque. E da lì il bubbone è esploso.

Poi l'aborto, e fu l'inferno. Venne fuori il peggio di me. Lanciavo urla di aiuto ma tutti tacevano. Ero sola, nessuno sembrava sentire il mio dolore. L'unico modo con cui i miei genitori mostravano di aiutarmi era il controllo delle urine, per vedere se mi ero fatta. Ma anche se era positivo, finiva tutto in fretta con una sfuriata.»

Accolgo con amore il tuo sfogo. Ti stringo con lo sguardo. Non ti chiedo nulla. Non intervengo con do-

mande. Capisco che devo abbracciare, con l'ascolto silenzioso, quanto il tuo cuore è pronto a condividere. Rispettando il tuo pudore del dolore. Vorrei chiederti mille perché, dall'aborto alle pasticche, ma oggi, la tua anima mi dice di non farlo.

«Fabio, io non ho cercato la droga: è capitata nella mia vita, è stata una valvola di sfogo in un presente vuoto. Un tremendo palliativo alla mia mancanza d'amore. Era un vortice in cui sono caduta. E, ascoltando le tue parole, ho compreso nel profondo che il cancro fisico è esattamente come quello morale. Non c'è differenza. Distrugge tutto, risucchia la vita, toglie energia e speranze. Come c'è la devastazione fisica, c'è quella interiore. Ma la prima persona da cui ho ascoltato questa verità sei stato tu. Nel dolore ci si sente davvero uguali e vicini. Ed è possibile soffrire di meno se lo si affronta insieme, portando gli uni un po' del peso degli altri.»

Emozioni.

«Nel dolore può esserci anche tanta rabbia, quando lo si vive superficialmente. Accettarla, assieme alla sofferenza, diventa il modo per trasformare il male in qualcosa di diverso. Di buono.

Dopo la tua testimonianza mi sono sentita piccola, impotente, e mi sono arrabbiata... ma poi ho capito che ognuno ha la sua parte di dolore e avrei voluto chiederti scusa. Ascoltare le tue parole di gioia, nonostante le prove che ti sono capitate, mi sprona a portare un sorriso nel mondo, accarezzando le mie ferite e accogliendo con serenità il mio passato. La fede è la corazza con cui affronto la battaglia. È quella parte della mia vita che illumina ogni cosa. Riconducendo tutto alla fede, il carico diventa molto più leggero.»

Quanta gioia nel cuore.

«Da quando sono qui a Medjugorje, sulla collina delle apparizioni sento la forza di Dio che mi spinge. Mi isolo da tutto, dimentico ogni dolore.

Quando sono salita sul Krizevac è stato indescrivibile... ero preda di angoscia, inquietudine, sofferenza, piangevo tutte le lacrime sepolte. Durante la Via Crucis, arrivata su, è stata declamata la stazione in cui Gesù incontra le donne. Mi sono sentita strappare il cuore da dentro il petto. Sono salita sul Krizevac con una pietra e a quella tappa l'ho lasciata con il nome di Tommaso, il bimbo che ho abortito.

L'ho consegnato all'abbraccio eterno di Maria. In quel momento ho ritrovato un pezzo della mia anima.

In cima, il sole tramontava, il cuore si è dilatato e mi sono sentita libera. Ho avuto la certezza che qualcuno di immensamente grande e misericordioso aveva raccolto quella pietra, prendendomi in braccio. Grazie Fabio, per avermi aiutata con le tue parole a ripercorrere la mia vita. In questo dirti "grazie" è racchiuso tutto l'amore per Gesù che mi ha donato una seconda vita.»

Ci abbracciamo. Piangiamo commossi.

Grazie, Giulia, per l'offerta del tuo cuore.

Grazie, Gesù, per averci aperto la strada al Regno dei Cieli, con il Tuo sacrificio d'amore.

La forza dell'abbraccio fra me e Giulia è il segno della profonda condivisione che quel dialogo ha generato. L'incontro di due anime unite dal messaggio eterno di Cristo e dall'amore materno di Maria. Il cuore è colmo di luce e di gioia. La gratitudine riempie lo spirito.

Quanti incontri, negli ultimi anni, santificati dalla grazia di Dio, hanno prodotto frutti di bene! Quante strade lontane, diverse per ampiezza, tortuosità, origine, si sono intrecciate nel mistero della chiamata di Gesù. Quante anime si sono scoperte sorelle non nel sangue, ma nell'amore. La mia vita si è arricchita di tanti cuori che battono all'unisono, nonostante la distanza fisica e le prove di ogni giorno. Lungo il cammino, mi sono ritrovato accompagnato dal calore di mani, braccia, sorrisi e volti fraterni. Da parole di speranza, da moniti affettuosi, da cenni capaci di rivelare la nudità dell'essere. Cristo ci ha chiamati ad andare per il mondo a due a due, a formare una comunità di fratelli uniti e partecipi l'uno della salvezza dell'altro.

Nuovi Orizzonti è divenuta la mia famiglia e, in quel nido che profuma di santità e di amore, numerosi incontri hanno rivestito di luce il mio presente.

Chiara, Davide, Giacomo, Silvia. E Filippo. Filippo Neviani.

Respiro.
Un sorriso si dipinge sul viso.

Fratello mio, sei nell'anima.

Quanti ricordi di luce ci uniscono. Il cuore batte forte per te, per tua moglie Patrizia, per i vostri due angeli, la dolce Martina e la piccola Beatrice Maria. Come potrei dimenticare la tua presenza benefica e fraterna, il giorno della prima testimonianza a Medjugorje? Eri lì a sostenermi, mi guardavi con occhi luminosi, il tuo sguardo era commosso e orgoglioso allo stesso tempo. Sento nell'anima che il legame che ci unisce profuma di eternità, la nostra sintonia mi parla della bontà di Gesù che non ci lascia mai soli nel nostro cammino.

Ricordo il nostro primo incontro.

Fu la luce che si manifesta all'improvviso.

Milano, febbraio 2009, a cena con Davide.

Mi sentivo felice di conoscere te, artista di fama internazionale e uomo dal cuore semplice, nutrito da una fede profonda e da valori solidi scavati nella roccia.

In un'atmosfera luminosa, di pace e gioia, parlammo per ore di Gesù, della bellezza della vita, dell'amore e della grazia che si manifestano, ogni giorno, in infiniti modi diversi. Da quella sera non ci siamo più lasciati.

In te ho trovato il calore di un'anima affine, vicina, come lo sono tutti i fratelli di Nuovi Orizzonti che, una volta abbracciati, è come se ci fossero da sempre. Con te,

Filippo, mi sento libero, autentico, sono me stesso. Le tue parole sono sempre capaci di spronarmi e di infervorare il cuore. Oggi sei una guida per me, eppure, ancor prima di conoscerti, le tue canzoni mi accompagnavano svelando emozioni d'amore, risvegliando la speranza nel dolore e mostrandomi il profondo significato dell'esistenza, quando l'oscurità prendeva il sopravvento.

«Se non ami
non hai un vero motivo per vivere.
Se non ami
non ti ami e non ci sei.
Se non ami
non hai il senso delle cose più piccole
le certezze che non trovi e che non dai.
L'amore attende e non è invadente e non grida mai
se parli ti ascolta tutto sopporta crede in quel che fai.»

La sua canzone *Se non ami* è stata capace di accendere in tanti cuori l'eco eterno dell'Inno alla Carità di san Paolo.

E pensare che tu l'hai composta sentendo quel grido d'amore erompere dentro di te, infiammando ogni tiepidezza!

Brividi.

Filippo e la sua famiglia sanno prendersi cura di me come fossero del mio stesso sangue. Non passa giorno senza che non si preoccupino della mia salute, quando siamo assieme mi scrutano, cercano di leggere dalle espressioni del viso se soffro o sto bene. Con loro ho imparato a vivere meglio la malattia, a parlarne con serenità, nella consapevolezza che non sono solo, che ho anime sorelle pronte ad ascoltarmi, confortarmi, guidarmi.

Filippo, fratello mio, sei luce. Mi incoraggi e mi sproni a essere ciò che sono, non banalizzi mai perché sei capace di un vero ascolto dell'anima. Mi trasmetti ogni giorno un calore contagioso, nelle braccia amorevoli della tua famiglia mi sono riscaldato al fuoco di affetti sinceri e spontanei di cui non posso più fare a meno.

Questo sentimento d'amore e di condivisione è esploso a Medjugorje, dopo la mia testimonianza, e si è concretizzato in un lungo e commosso abbraccio fraterno.

Posare lo sguardo su Chiara, Davide, Filippo, Patrizia, Giacomo, Silvia, mentre testimoniavo, e scorgere il loro orgoglio, la felicità e le autentiche emozioni di fratellanza, mi ha vivificato.

Prima di me su quel palco benedetto c'è stato Davide, poi io, dopo di me Filippo. In un ideale passaggio di consegne fra fratelli nello spirito, tutto si è compiuto il giorno successivo, il 25 giugno, con la preghiera di Chiara, nel corso della quale mi sono sentito liberato da ogni peso e dolore.

Ho avvertito l'abbraccio materno di Maria e il potente battito del cuore di Gesù.

Respiro.

In Nuovi Orizzonti ho conosciuto la fede che diventa pienezza dell'anima e si incarna nella vita di tutti i giorni. Ho posato i miei occhi in altri occhi, ho toccato mani e sentito il calore di abbracci che sono diventati condivisione di spirito e verità. La certezza del messaggio cristiano di unità ha rivestito il mio presente come un abito di luce. Il cuore si è aperto ad accogliere una duplice dimensione, quella dell'amore per i fratelli incontrati lungo il mio cammino e quella del dialogo continuo con il cielo. E con mio padre che ne è divenuto parte.

Gioia nell'anima.

Papà, tu sei vivo.

Penso.

Fra gli incontri con cui il Signore, negli ultimi anni, ha arricchito la mia vita c'è anche Daniele. E dietro questo legame io so che c'è il cuore di papà.

Occhi come il mare, sorriso semplice, un passato lacerato da ferite. L'ho conosciuto in Comunità e, sin dall'inizio, ho sentito che il nostro rapporto era destinato a cose grandi, speciali. Giorno dopo giorno, è cresciuto in me un istinto profondo di protezione nei confronti di questo ragazzo giovane, coraggioso e tanto tribolato. Presto, ho cominciato a viverlo come il fratello minore che non ho mai avuto, i nostri cuori hanno cominciato a battere all'unisono, come se a unirci fosse lo stesso sangue. Nella consapevolezza che in Cristo non esistono distanze e le anime si abbracciano come generate dallo stesso ventre. A rendere unico il legame con Daniele è l'averlo percepito, sin dall'inizio, come un dono.

Ci siamo incontrati per la prima volta poche settimane dopo la morte di Emanuele e in lui ho ritrovato il calore di quell'abbraccio strappato. Nei suoi smarrimenti, nelle ferite del passato, nella sua voglia di sperare e vivere, ho rivisto la stessa grazia di Emanuele, la stessa forza nel combattere e vincere il cancro dell'anima, dell'alcolismo, della depressione.

Il nostro legame fraterno ha raggiunto il suo apice il giorno della Cresima di Daniele. La sua grande fiducia in me, e l'amore spontaneo, l'avevano spinto a scegliermi come padrino in un passaggio decisivo nel suo cammino cristiano. Nel momento dell'unzione con l'olio santo, qualcosa di mistico è avvenuto: ho avvertito per la prima volta le mani di papà congiungersi alle mie, la sua fede nuziale appoggiarsi sulla mia mano. In quell'attimo ho sentito stringersi fra me e Daniele un patto di sangue, benedetto dal sangue del mio sangue. Ho capito che dovevo prendermi cura di lui, sempre. Come mio padre si prendeva cura di me.

In quell'istante ho conosciuto un'emozione che non può essere descritta a parole. Ho sentito il cuore liberarsi dal peso della morte per vivere la Resurrezione dell'anima. Quel giorno ho compreso che avevo un cuore nuovo, slacciato, alimentato da un amore puro, libero e gratuito. E ho percepito per la prima volta, dopo la sua morte, le mani di papà scendere sulle mie per celebrare quella rinascita.

Mi fermo e rivivo la preghiera di lode a Maria.

Una luce mi ha trafitto il cuore e, con papà accanto, si è liberato in me un canto a quattro voci, Gesù, la Madre Celeste, mio padre e l'intera famiglia di Nuovi Orizzonti. «*Io sono con te, non sei solo*» sono le parole che papà ha pronunciato alla mia anima, mentre benediceva questa nuova vita.

Lacrime di commozione cadono per terra, e si fondono con la terra santa di Medjugorje.

Si è fatta sera.

Una notte calda di settembre si prepara ad accoglierci in questa valle baciata da Maria. L'anima è colma di grazia e di desiderio di vivo incontro con Cristo. Sono seduto sul sagrato esterno della chiesa. Migliaia di uomini, di donne, di ragazzi, in silenzio guardano dentro di sé. Accanto a me Ciro, Ilaria, Tommaso, Angelo, Luca.

Fratelli di cuore e di vita. Fratelli di gioia e di lacrime. Fratelli di speranza e amore.

La luce del sole si spegne. Il volto caro della nostra Mamma ci veglia dall'alto e il corpo di Suo figlio questa notte saprà d'adorazione. Respiro. Mi metto in ginocchio. Un giro di note. Il violino vibra dentro me.

Una voce nel silenzio mi scuote l'anima. È la voce penetrante, interrogante, profonda del frate che dall'altare guida la preghiera di questa adorazione.

«Io ti amo Padre, ti prego ascoltami!»

In questa notte di adorazione, con le ginocchia desiderose di piegarsi in terra, ripercorro alcuni dolori della mia vita. Il cancro, la morte di papà, la solitudine, l'amore non condiviso, l'abbandono di tanti del mio stesso sangue.

«Gli uomini non sono capaci di amare, Signore. Tante volte si è soli, si resta abbandonati, feriti. In quel deserto, solo Tu riesci sempre a farmi sentire Tuo figlio, me stesso, pieno del Tuo amore e del Tuo cuore. Nel buio, di fronte a Te, ho scelto di mettermi a nudo, di non trattenere le lacrime perché Tu le raccogli e le conservi, Gesù. Stanotte voglio affidarti tutte le pene, i mali del corpo e dell'anima.

Lo Scarafaggio tante volte mi sfianca, mi rende pieno di fragilità e di paure. Mi fa tremare, quando con forza vuole riprendersi la vita mentre io, come un cencio di dolore, riesco solo a respirare. A volte, mi fa sussultare questa precarietà, ma le Tue mani amorose, spalancandosi, riescono ad abbracciarmi e confortarmi.»

«Grazie Padre perché accogli la mia debolezza. Io voglio amarti!»

Queste parole risuonano sul sagrato immenso del Santuario di Medjugorje, percorso da migliaia di piedi stanchi, di uomini e donne che vogliono amarsi e amarti. Ecco la forza trascinante del Tuo cuore. Giorno dopo giorno mi prendi fra le braccia e io mi lascio cullare come se fossi bambino.

«È vero, a volte mi sento in preda allo smarrimento, ma mi basta pensarti, incrociare il Tuo sguardo e quella paura diventa coraggio, si riveste di passione. Io voglio vivere. Gesù. Voglio amare. Voglio amarti. E ti dico "grazie" perché hai alimentato questo desiderio nel cuore.»

«Grazie Padre per questi momenti di luce, alla fine della giornata. Grazie perché entri nelle nostre famiglie e nelle nostre case.»

Penso a mamma. A tutte le sofferenze che la tormentano sin da bambina. Il dolore per non aver conosciuto il padre, l'aver perso sua madre quando era ancora adolescente, l'essere stata considerata da tutti un peso. Fino all'incontro d'amore con papà, nel cui tenero abbraccio ha trovato la pace, sentendosi una moglie adorata. Ma la vita aveva in serbo per lei mille altre prove: la morte del suo primo figlio, la mia malattia e l'uccisione improvvisa di papà.

«Eccomi, Padre, sono qui ad adorarti.»

Gesù, che emozione essere qui, in questa notte di pensieri intensi e di profonda suggestione. È proprio il buio che conduce a Te che sei l'aurora. A volte mi chiedo se questa sia la vita che io merito, ma è bello amarti, sentendomi libero nel farlo.

«Padre, ti adoro come ha fatto Tuo figlio, nella solitudine.»

Io sento che il cuore è pieno del Tuo amore. Ti amo Gesù, e ti vivo con forza e passione.

Penso.

Ultimamente chi amo mi giudica e non capisce questo amore. Chi amo crede che pregare sia solo un segno della croce. Chi amo crede che amarti voglia dire dimenticare tutto il resto, abdicare alle responsabilità.

Stanotte sento che questi pesi mi abbandonano, Gesù. Io prego per chi è lontano da Te, affinché possa essere colmato della Tua grazia. Io ti adoro, in silenzio, ma a volte non ce la faccio e vorrei urlare tutto il mio amore. Ma quante orecchie e cuori sordi incontro lungo il cammino!

Penso a Maria e alla sua sofferenza, poi di nuovo a mamma. A lei, china ai piedi del mio letto d'ospedale, come se fosse sul Golgota, sotto la croce. Io l'ho abbracciata la croce e lei mi ha aiutato a portarla, come il Cireneo, con dignità e passione.

Che gioia, mamma, sentirti sempre al mio fianco.

Soffro se penso alla tua vita, alle tue lacrime silenziose e alla tua forzata solitudine.

Sono qui, mamma, per dirti che t'amo sempre più.

«Padre eccomi, sono davanti a Te. Io mi dono a Te.»

Mamma, quante ore, seduta su quella sedia d'ospedale a Bologna, curva su di me. Ecco il teatro magnifico della crocifissione, dove ognuno con umiltà e dignità vive il suo calvario. Tu, mamma, mi hai trasmesso l'amore che non conosce misura, e donato la forza per resistere al dolore. Eri lì con me, ai miei piedi e ogni mio piccolo movimento ti faceva sobbalzare. Nessuno oltre te potrà capire la sofferenza e quelle ore di disperazione. È stato come un lamento, mamma, ricordi? Chi potrà cancellare quel dono? Nessuno, mai.

La prima notte dopo l'intervento, legato al letto da drenaggi, pieni di sangue, e tu con i tuoi occhi pieni d'amore e condivisione. Mai uno sguardo di pietà, solo di coraggio e ammirazione. Sì, mamma, come non pensarti e non vivere quel momento ancora una volta.

La mente non si ferma.

Ricordo le lacrime e il tuo lamento quando ti hanno detto che papà era nato in cielo, ucciso in un incidente stradale. Che strazio mamma, che sofferenza, che dolore. Avrei voluto farti volare mamma, portarti lontano e riuscire con te a sfiorare quell'angolo di cielo. Perdonami se non ci sono riuscito, ma sono stato lì accanto a te e per sempre ci sarò, perché papà voleva questo e io mi sento di farlo. Amarti come figlio, che sa viverti nella profondità del suo cuore.

«Padre, io ti adoro. In Te tutto è possibile, come in Maria.»

È notte, mamma. Sono a Medjugorje e ti porto con me. Sento papà come non mai. Ed è un dono meraviglioso. Mi accarezza l'anima e mi dà tanta forza saperlo sempre accanto a te e a noi.

«Padre, confido in Te. Tuo figlio ci hai insegnato che non c'è pace senza perdono. Così, ora, guardo le persone che mi hanno ferito attraverso i Tuoi occhi.»

Quanti uomini ci hanno umiliato, tradito, abbandonato. Tu lo sai mamma, ma non mi hai mai permesso di abbattermi, cedendo alla solitudine. Penso a chi mi ha voltato le spalle, con la scoperta della malattia. Chi è fuggito con la morte di papà. Penso a quelli del mio stesso sangue, che hanno scelto di essere lontani da noi, ferendoci nel cuore.

Non capisco, Gesù, perché abbandonare e lasciare soli coloro che soffrono. È vero, ognuno ha suoi modi e tempi nella sofferenza, e allora io guardo verso di Te e prego per loro, per l'inquietudine che li ha allontanati da noi. E, allo stesso tempo, ringrazio dal profondo dell'anima chi, pur non essendo del nostro sangue, ha abbracciato e voluto amare il nostro cuore.

«Insegnaci, Padre, a perdonare come Tu ci hai perdonato. Insegnaci ad amare come Tu ci hai amato. Dentro di me grido: ti amo! Padre, pietà di me.»

È notte e sono qui in ginocchio, Gesù. Pronto ad adorarti e a lodarti con tutto il cuore. Il silenzio mi dona pace e mi consegna a Te con tutti i miei limiti. A testa china ti prego e ti amo con la passione che mi anima e mi dà forza.

«Maria, aiutaci! Nella luce, Padre, scorgi i bisogni dei Tuoi figli! I nostri occhi sono diventati ciechi. Davanti al corpo di Tuo figlio, aiutaci a cercare la Verità.»

Sì, Maria, siamo diventati ciechi e sordi. Non ascoltiamo e non vediamo. Neghiamo la sofferenza, non vogliamo guardarci dentro in profondità, la nostra anima è lontana da noi. Perché tutto questo, Madre? Perché questo dolore? Ecco il corpo di Cristo, a nudo di fronte a noi, fonte della nostra gioia.

«Chiedi la grazia di poter adorare Suo figlio con il cuore.»

Sì, Maria, voglio adorarlo con il cuore! Ti chiedo questa grazia, di adorare Tuo figlio con il cuore, un cuore fatto di carne viva che sporchi le mani di vero sangue, come il Tuo Gesù mio, come quando ti hanno inchiodato sulla croce e sudavi lacrime e sangue. Sono qui Gesù, mi guardi e io ti cerco. Non nascondermi il Tuo volto, Tu sei la stella del mio cammino. Sei il sentiero della mia povertà. È bello amarti Signore Gesù, sono qui per lodarti.

Un'emozione si ferma in gola.

«Adorate mio figlio, adorate Gesù, aprite il vostro cuore, portate la pace al mondo.»

Madre, ti ascolto. Accolgo la Tua invocazione. Non voglio essere sordo di fronte a questo urlo d'amore. T'amo, Grande Madre, fonte di grazia. Tu che mi porti in grembo, Tu che mi prendi fra le braccia. Eccomi Madre, sono qui. Per servirti. Sento il Tuo lamento per questo mondo cieco e sordo. Non possono Mamma, stanno uccidendo di nuovo Tuo figlio! Lo vogliono spento, lo vogliono morto, lo vogliono silenzioso e muto per sempre. Ma tu non ti rassegni, Madre, e questo è il Tuo grido di salvezza!

«Sarai triste se non avrai amato, se non farai trasportare il tuo cuore da Maria. Dove è il tuo cuore?»

Tante volte me lo chiedo Madre, dove è finito il mio cuore. Dove si è nascosto, quando non è capace di guardarsi dentro e lo sento lontano da me e dal mio essere. Cerco il cuore, Madre, e guardo al Tuo, fatto di rose che sfiorano il mio volto come petali profumati. Ma quelle rose, a volte, non so coglierle e mi sento smarrito e impaurito. E proprio in quel momento, mi rendo conto che senza Te perdo la via, il sentiero, la strada.

Madre mia, Grande Madre, mi mancavano i momenti di solitudine con Te, e qui a Medjugorje finalmente riesco a viverli. Che gioia quel darti del «tu»! Mi sento solo dentro, senza di Te. Ma poi ti cerco Madre, e ti trovo di fronte a Tuo figlio.

Maria, Tu compi prodigi. Stanotte ti chiedo di toccare con la Tua grazia quelli che vogliono veramente incon-

trarti. Come hai detto a Gesù: «Fate quello che vi dirà», aprendo la strada al miracolo di Cana.

Quante volte, Madre, ho voluto esser solo. Ho nascosto il mio cuore, l'ho confuso, l'ho indurito, l'ho strappato a me stesso e a chi era accanto a me.

Ilaria.
Penso a te.

Dopo l'assordante silenzio, nel vuoto d'amore lasciato da Rossana, Ilaria è riuscita lentamente a camminare nel mio cuore. Ci siamo conosciuti, vissuti e innamorati.

Ma io, Madre, ho avuto paura di amarla. E tante volte mi sono sentito un vigliacco.

Papà l'aveva accolta con amore, facendola figlia. Quella figlia che non aveva avuto. Io, invece, non sono riuscito ad abbandonarmi, non mi sono lasciato andare e molti suoi gesti e parole non li ho capiti, né ascoltati.

In questa notte, di fronte a Te, Gesù, le voglio chiedere perdono. Per averla delusa ancora una volta nella sua vita, non riuscendo a sanare le ferite del suo cuore. Come ho potuto non accogliere quell'amore? Ma questo è l'uomo, questi sono i limiti della carne.

A volte penso che, forse, ci siamo incontrati in un momento sbagliato, non riuscendo a vivere bene i nostri cinque anni insieme. So, però, che lei mi ha perdonato e che ognuno di noi avrà sempre un posto speciale nell'anima dell'altro. Ecco una nuova ferita del cuore che si ricuce e si trasforma.

Tu, Gesù, questo lo sai e lo fai, di questo miracolo sei l'unico artefice. Stanotte, in ginocchio davanti a Te, Signore, con umiltà e gioia, porto con me il ricordo vivo di quell'amore che ha subìto dolori, sofferenze, perdite improvvise, pugni nello stomaco, mille prove più alte e più grandi sia di me che di lei.

Eccomi sono io, Gesù.

A nudo.

E tu, Ilaria, da oggi, saprai che i nostri cuori non sono più finti e impermeabili alle vere emozioni, ma cuori di carne che si incontrano di nuovo e possono viversi nel rispetto di un ricordo d'amore.

«Grazie, Padre mio. Tu sei pace. Perdono. Salvezza.»

In questa notte sento le Tue mani che mi scuotono l'anima come non mai. Ecco la guarigione del cuore, Signore, quella che Tu mi doni. Ecco la pace che Tu cerchi per i Tuoi figli. Alleluja. Sì, Signore, Alleluja. Sì, Signore il Tuo canto di liberazione è un canto di gioia e di vita. Sì, Signore, Alleluja. Io ti lodo, ti amo Signore e ti stringo a me. Un senso di pace entra e bussa nel mio petto. Questo canto mi conduce alle Tue mani che si incrociano con le mie. Ecco, lo sento, sono fra le Tue braccia a camminare sulla spiaggia dei sogni. Andiamo, percorriamo insieme le vie che ci conducono all'essenza, fatte di ali d'angeli che ci accompagnano e ci scortano. È così bello, Signore, non essere solo. Sentirti dentro di me. Ascolto i battiti del Tuo cuore. Mi affido a Te e mi perdo fra le Tue braccia. Adorarti, questo io desidero. È quella, Gesù, la chiave per viverti. Sei la fede incarnata e camminando al Tuo fianco non posso che amarti sempre più! Maria ecco il Tuo Magnificat*!*

«In questo momento, Padre, Gesù Eucarestia è presente e vivo in mezzo a noi. Ma avverto ancora dei limiti dentro di me che non mi permettono di essere unito completamente a Lui. Padre, donami una capacità d'amare che mi faccia addentrare nella Tua intimità.»

Signore, ti ascolto, ti immagino, e in questi ultimi minuti di adorazione voglio sentirti sempre più dentro di me, nel mio cuore nuovo. Quante volte, Gesù, mi sono rivolto a Te nella mia vita, ho provato a parlarti e Tu mi rispondevi, ma non riuscivo a sentirti perché ero lontano dal Tuo amore e dalla mia stessa anima. Sì, Gesù, quell'anima talvolta ridotta a brandelli. Ma ora sono qui, eccomi, ti voglio adorare e amare, perché viverti umanamente è la scommessa più grande! Sei Tu, Gesù, il Padre che amo, sei Tu il Padre che vivo e che adoro! Oh Maria, Madre eterna!

«Nada te turbe, nada te espante, todo se pasa, Dios no se muda; la paciencia, todo lo alcanza; quien a Dios tiene nada le falta. Solo Dios basta.»

Maria ti penso.
Quel tuo offrire il figlio al mondo, atrocemente.

«Nulla ti turbi, nulla ti spaventi, tutto passa, Dio non cambia; la pazienza ottiene tutto; chi possiede Dio non manca di nulla.»

È vero, solo Tu basti e riesci a prendere il cuore dell'uomo e a metterlo al centro del tuo petto. Ecco, lo sento, Madre mia. Batte! È l'urlo della Resurrezione e l'urlo della nuova vita. Sì, è questa la vita che voglio! La vita che vive in Te e nel Tuo amore.

Maria, eccomi: ti offro tutto me stesso, ti offro la sofferenza, il cancro, il corpo afflitto che, stanotte, vuol ferirmi ma nelle tue braccia materne può rinascere. Sì, nulla mi turberà, Madre, questo è il nuovo cammino, un sentiero fatto di pietre rocciose, ma anche di sorgenti di acqua viva alle quali io mi abbevero. Sono stanco della vita vuota, prigioniera dell'omologazione a «perché» inesistenti, fatta di assenze e false verità.

Quanti Tuoi figli, Signore, scelgono di sopravvivere senza vivere davvero. Nel petto nascondono cuori di plastica, con battiti finti, il sangue che non circola perché ti tengono lontano. Non ti cercano, e se a volte lo fanno, si nascondono, se ne vergognano. Si vergognano di Te, Gesù, a causa di una logica vigliacca che uccide l'uomo nel profondo, che è contro il suo bene e contro la sua stessa esistenza.

Io non mi vergogno di Te, Gesù, ma urlo il Tuo nome e mi aggrappo alla Tua croce, vivendo un calvario che profuma già di Resurrezione.

Quanti mi hanno allontanato, sbeffeggiato, perché ho scelto liberamente e pubblicamente di viverti e amarti! Non m'importa. Perché dovrei nascondermi, Signore? Cosa dovrei negare? Non posso vivere all'ombra di una vita che non sento più mia, fatta di povertà di pensiero e di sentimenti svuotati di senso. Non posso più andare avanti a tentoni, non ho bisogno di provare altre strade, ho già scelto di starti accanto con passione, mettendoci faccia e braccia.

No, non mi nascondo, Gesù. Sono qui, tremendamente convinto che questa è la via della salvezza. Con i miei occhi che cercano il Tuo sguardo e spalancano le braccia al cielo invocandoti con gioia, con speranza e verità.

«Padre, ogni giorno imparo a conoscerti, scruto il Tuo cuore e imparo a conoscere me stesso. Come Pietro, che presso di Te ha trovato il perdono, la misericordia e, riconoscendosi peccatore, ha pianto.»

Penso a Pietro e penso a tutti quegli uomini che mi hanno abbandonato e ridicolizzato per averti scelto e amato. Penso a chi, come Pietro, ha confuso il mio amore pretendendolo solo per sé, rinnegando così la sua essenza.

Sì, Padre, perché non può esistere amore che ti escluda. E il mio essere uomo di preghiera, innamorato di Te, mi ha fatto puntare contro dita di giudizio. Quante calunnie, quante parole inutili e ingiuste! Scegliere di vivere la fede pone ancora sotto il fuoco di chi non vuole in-

contrarti, non vuole guardarti perché sceglie di vivere una vita schiavo dei limiti. Io non giudico nessuno, Signore, ma neppure vorrei essere condannato! Non mi piacciono le dita puntate. Non mi piace chi mi giudica nella fede senza conoscere la mia anima.

In tanti, Gesù, hanno cercato di allontanarmi dall'Amore, ma non ci sono mai riusciti perché Tu hai preso il mio cuore e l'hai stretto a Te. Grondante di sangue. Ho scelto Te, mio Signore, perché Tu sei verità e vita. Il cuore di plastica non mi appartiene più. Il mio salto l'ho fatto. Lasciandomi alle spalle la mediocrità di un'esistenza senza amore.

«Padre, io credo in Te.»

La melodia del violino risuona in questa notte di adorazione e nel mio petto. Con gli occhi aperti, rivolti al cielo, guardo le stelle. Ce ne sono a migliaia e una luna splendente vigila su tutte le preghiere, le lacrime, le emozioni. Un dito in cielo e un piede in terra, così ho scelto di vivere, accettando di diventare scomodo, persino a me stesso. Ma non mi fermo, non ho paura, proseguo nel cammino sulle orme di Gesù. Nonostante gli ostacoli e i miei limiti, voglio essere libero, e solo nella fede c'è la vera libertà.

In Te, Gesù, e in Maria, io trovo la verità. Alleluja.

Tutti esaltano l'Alleluja, uniti in questa preghiera. Ogni cuore stanotte sceglierà la sua via, il suo perdono, cercherà di imparare ad amare, cadrà, si rialzerà e piangerà.

Ogni uomo di fronte a Te sarà libero di essere se stesso, perché in Te, Signore, tutti possono esserlo. Chi si sentirà smarrito, abbandonato, guarderà al Tuo corpo, al Tuo cuore e le lacrime scenderanno a liberare l'anima. Tu, Gesù, ci accoglierai ancora una volta come Tuoi figli e nulla potrà più dividerci dal Tuo amore. Il caldo e materno abbraccio della Madre Celeste sarà la risposta ai nostri tanti "perché"! Un solo gesto, non una parola, due calde braccia e il battito del cuore.

«Padre, Tu mi mostri la via: prendi la Croce e impara il perdono.»

Parole a me care. Ne ho fatto una scelta di vita. L'orgoglio vero della croce, la Redenzione e la Resurrezione. Nella sofferenza, la croce è la strada che conduce al perdono. Io ho perdonato il cancro, non l'ho mai maledetto. E ho perdonato chi ha ucciso papà.

Non si può seguirti, Signore, continuando a vivere nell'odio, senza capire il vero sacrificio che Tu hai compiuto per noi. I Tuoi chiodi, Gesù, tante volte trafiggono il mio corpo, ma ho accettato di vivere quel martirio.

Non sono un uomo diverso dagli altri, né mi sento speciale, ho solo scelto umilmente di camminare lungo la Tua via. Assieme a Te, Gesù, fino a quel monte dove ti hanno issato sulla croce, e dove urlavi a Dio Padre tutto l'amore per le Tue creature. Nell'avvicinarsi della morte, hai guardato Tua madre con amore e l'hai affidata a Giovanni.

Questa è la vita di chi soffre, che sia cancro fisico o morale, non importa.

«Ti dono il mio cuore, Padre, trasformalo, attiralo a Te che sei la pace, sei via, verità e vita.»

Con la Tua mano sul cuore, lo sento battere come non mai. Tu mi hai salvato. Hai spezzato tutte le catene che mi imprigionavano a quella vita che non amavo più.

In tanti hanno tentato di plasmarmi, di corrompermi, senza sapere che chi incontra il cancro, e guarda la morte negli occhi, impara il coraggio di vivere sempre più pienamente la vita, trovando la via per essere un uomo migliore. Non è la sola preghiera a distinguere un uomo da un altro, ma avere la fede cicatrizzata dentro di sé.

Nel corpo porto i segni tangibili della malattia, il dolore non smette di tormentarmi, mi prende le viscere e mi fiacca. E troppo spesso subisco anche l'ostilità di chi non sa cosa vuol dire patire. La sofferenza fisica dona la luce morale, ma rende il corpo come una parete di cristallo chc un semplice spostamento d'aria riduce in pezzi. Al cospetto della sofferenza, però, in tanti preferiscono bendarsi gli occhi, per vivere in un mondo inaridito dal vuoto, all'ombra feroce dell'omertà. La comprensione del dolore non appartiene a tutti. L'amore condiviso deve essere scelto, giorno dopo giorno.

Eccomi a nudo, Signore! Nonostante la solitudine, i giudizi, le ferite, sono in cammino lungo il mio nuovo sentiero. Sì, Gesù, il deserto fiorirà. Ne sono convinto, a dispetto della sofferenza che induce, spesso, a sentirsi senza forze, stanchi di fronte alla grandezza del male. Fra le lacrime, il sudore e le preghiere, ho scelto la via del cuore e dell'anima. E ho capito che, solo amando me stesso, donandomi l'opportunità di essere felice in Dio, posso amare di vero Amore il mio prossimo.

Questa è l'essenza, questa è la scelta a cui un lungo percorso di dolore mi ha condotto. Quando il cancro irrompe in una vita la devasta, nulla resta intatto. Lo Scarafaggio si insinua con la voglia di distruggere, il suo è un gioco al massacro perché nell'uccidere si uccide. In questo deserto di dolore, solo la luce e il miracolo della fede possono risvegliare la speranza.

Ecco la croce, Gesù, intrisa di dolore.

La croce è parte della mia vita e se, un giorno, un Cireneo, con passione e generosità, vorrà sollevarmi quando cadrò sotto il suo peso, sarò pronto ad accogliere quelle braccia d'amore. Non c'è egoismo nel dolore. Non c'è arroganza nel dolore. Non ci sono regole nel dolore.

«In manus tuas domine.»

Sì, Gesù, sono nelle Tue mani, pronto a servirti. Nell'umiltà mi dono a Te. Sei Tu ad avermi accolto nel Tuo cuore, con un carico pesante di debolezze e paure. E questa notte, mi affido completamente al Tuo amore e alla benevola protezione di Tua Madre Maria. Sì, eccomi, sono qui, con un palmo aperto e teso verso di Te, e una mano sul cuore.

Guardami Gesù, questa è la vita che ho scelto, in ginocchio, dolorante, senza un lamento. In silenzio con l'anima piena di emozione. Con gli occhi rivolti all'immensità del cielo ritrovo le stesse stelle che ho accanto a me, e che illuminano il mio cammino.

Sì, «tutti ti cercano», Padre!

Osservo questo sagrato, sento le lacrime scorrere, avverto il peso della sofferenza, l'anima trema, percepisco paura, disperazione, ascolto preghiere, le invocazioni di aiuto di chi è solo, smarrito e perso.

Tutti ti implorano, tutti ti cercano, in questa notte, o Signore. Ognuno con il linguaggio del proprio cuore, ferito o colmo di gioia. Questa è la fede. Questo è il miracolo vivo di chi risorge fra le Tue braccia, Gesù mio.

Nel nome del Padre!

Mi alzo.

Mi rimetto in cammino lungo la via. Mio Dio, fa' che sia sempre segnato da Te e dal Tuo essermi accanto. Mi giro e ti guardo Madre, grazie per avermi donato questo angolo di cielo e di pace. Mi sento nel Tuo grembo e le lacrime scendono ad accarezzarmi le guance e le labbra.

Sì, Maria. Nel sagrato risuona il Tuo inno. Zdravo Kralijce Mira. È gioia. È cuore. È amore.

Sono risorto. Ritorno alla vita.

Penso al canto di Alda Merini, che mi accompagna lungo la strada verso Cittadella Cielo.

«Fuggirò da questo sepolcro.
Come un angelo calpestato a morte dal sogno,
ma io troverò la frontiera della mia parola.
Addio crocifissione,
in me non c'è mai stato niente:
sono soltanto un uomo risorto.»

Epilogo

È venerdì.

È il giorno della Passione. È il giorno supremo del dolore. È il giorno in cui Cristo conosce le tenebre della morte. È il giorno del martirio. È il giorno degli sputi, delle infamie, delle bestemmie, dei tradimenti. È il giorno dei chiodi nella carne di Gesù.

È il giorno della Croce. L'atto supremo della Croce.

Medjugorje.
Sono ai piedi del Krizevac, il monte della Croce.

Lì, sarà la mia Via Crucis.

Vivrò la mia passione, e accanto a me ci sarà un Cireneo, Ciro, fratello di Nuovi Orizzonti. Sacerdote di cuore. Sin dal nostro primo incontro mi ha donato un dialogo che nasce dai gesti e dalle parole dell'anima. Ha scelto di accompagnarmi, di essere spalla e sostegno in questi giorni nella terra di Maria.

È il tardo pomeriggio, il sole sta per calare dietro la linea dell'orizzonte, poche nuvole candide sono ferme in un cielo che si colora di sfumature poetiche. Ciro non lascia i miei occhi, con lo sguardo mi segue e il suo sorriso mi incoraggia. Mi sento compreso, accolto nella verità di me stesso. Per un attimo dimentico l'amaro risveglio di questa mattina quando, nel letto, ho ricevuto sull'iPhone una mail che mi ha fatto trasalire. Parole come pietre. Armi capaci di ferire più di pugni e bastonate. Accuse gratuite inaspettate, un tormento che non si placa perché non c'è cuore forte che tenga, non c'è ferita che si possa rimarginare, quando si è giudicati senza essere compresi. Manciate di stoltezze frutto di rabbia, infamità gratuite e immotivate. Non condivido, non comprendo, nel petto si allarga un dolore sordo.

Respiro.

Medito cercando la pace.

La vita è fatta anche di questo, non solo del perdono e della Redenzione, non solo della condivisione e della libertà. È il contraltare della fede, della coerenza. Della ricerca della verità dell'anima. È lo scotto duro da pagare, un prezzo necessario, molto salato. Sonori schiaffi sul viso sono la moneta con cui, spesso, i tentativi di stimolare riflessioni nuove vengono ripagati.

Quante volte ho provato a far comprendere che gettare addosso agli altri i propri limiti, le paure, le insoddisfazioni, gli insuccessi, non è la via giusta per affrontare il dolore! Chi abbiamo accanto non è la tavolozza dei colori da cui prendere solo le grigie tonalità della vita. Chi amiamo è soprattutto un'anima libera con cui condividere il cammino, pensieri, sentimenti. Non una statua da plasmare a propria immagine e volontà, non una valvola di sfogo della rabbia e della sofferenza accumulate.

Ogni creatura è fatta di identità, valore, passione. E di un credo. Un credo che, se vissuto in profondità, fa saltare ogni equilibrio, perché la fede cambia chi se ne lascia permeare e destabilizza chi non la prova o la vive in modo epidermico e superficiale, aggrappandosi alla preghiera solo nel momento del bisogno, per poi dimenticarla nel cassetto delle comodità della vita.

Pensieri.

Mi inginocchio.

Apro la bottiglietta dell'acqua. È frizzante. La divido con Ciro. Calore. Arsura.

Rifletto.

L'amore non vissuto in Dio, e nella non accettazione della libertà dell'altro, diventa aridità. Brucia, rinfocola l'ira, genera chiusura e isolamento nell'ego. L'altro diventa un nemico da additare, colpire, punire. Le parole sono proiettili esplosi in apnea, quasi a perdere il respiro. A questo modo di vivere, alla durezza dei giudizi, al mondo letto e interpretato attraverso parametri dettati dalla rabbia e dall'incomprensione, ho scelto di dire basta. Rivendicando la verità del cuore. Senza rispondere al male con il male, senza aggredire, senza condannare. Ai verdetti implacabili e alle parole di odio ho risposto offrendo l'umiltà dei miei limiti, dei miei difetti, ma anche il mio animo buono, desideroso di amare.

Troppo spesso sono stato maltrattato da chi non vive la mia fede, non la comprende e la giudica, da chi crede di amare e, invece, non conosce quel linguaggio. Da chi si chiude nella propria stanza per non incontrare l'altro, per non sporcarsi le mani con il dolore, tenendosi lontano da un mondo che non vive e che presume di conoscere. Da chi urla credendo di aver ragione, da chi usa le dita per puntarle contro. Lontano da chi non sa di stare umiliando soltanto se stesso, da chi vive affannandosi nella competizione, ignorando che il deserto è dietro l'angolo. Da chi dichiara sentimenti che non vive nel profondo, da chi ostenta una serenità che non nasce dall'anima ma dalla materialità. Da chi non sa che l'amore passa sì per la via delle emozioni e del cuore, ma anche, e soprattutto, attraverso Gesù che è l'Amore supremo. Perché amare in Dio significa scegliere l'altro con la tenerezza del Padre, abbracciandolo nella nudità del suo essere, accogliendone i limiti e la bellezza, per crescere nella verità e nell'offerta di sé, giorno dopo giorno.»

Penso a Khalil Gibran. A quella sua lezione sull'amore in cui la purezza è rivelata nell'integrità, senza finzioni, fraintendimenti, paure.

«Quando l'amore vi chiama, seguitelo,
anche se le sue vie sono dure e scoscese.
E quando le sue ali vi abbracciano, arrendetevi a lui.

Quando vi parla, credete in lui,
anche se la sua voce può cancellare i vostri sogni,
come il vento scompiglia il giardino.
Come covoni di grano, vi raccoglie in sé.
Vi batte fino a farvi spogli.
Vi setaccia per liberarvi dalla pula.
Vi macina per farvi farina bianca.
Vi impasta finché non siete docili alle mani;
e vi consegna al fuoco sacro,
perché siete pane consacrato alla mensa del Signore.
L'amore non dà altro che se stesso
e non prende niente se non da sé.
L'amore non possiede né vuol essere posseduto,
perché l'amore basta all'amore.»

Amare vuol dire condividere, non giudicare, non umiliare, non condannare. Amare significa abbracciare l'anima dell'altro stringendola al proprio cuore, curandone le ferite, accarezzando i dolori del passato, rispettando le scelte, provando a comprendere prima di negare. Perdonando, scegliendo sempre la via dell'incontro, piuttosto che dello scontro. Essendo capaci di fare un passo indietro rispetto al bene dell'altro, non pretendendo, non anteponendosi ai sogni e a ciò che consola le pene e rafforza l'amato. Tanto più se quella forza salvifica è Gesù.

Amarezza.

Ho conosciuto il cancro. La mia vita, i miei affetti, gli ultimi tredici anni della mia esistenza, sono stati digeriti dallo Scarafaggio. Ho incontrato un dolore che non smette di scavare nell'anima e nel corpo. Ho visto il colore degli occhi della morte e non per questo ho mai ostentato la sofferenza, rendendola un peso per chi mi era accanto. Ho scelto di offrirla, sopportarla, abbracciarla. Con la luce di Cristo e il sorriso di Maria sono riuscito ad amarla, rendendola un dono perenne di carità.

Tuttavia, in virtù della grazia della fede, e dell'amore per me stesso che Gesù mi ha insegnato, non posso più accogliere offese e accuse gratuite, né vincoli alla verità dell'anima. Il dolore è un orizzonte di sfumature e colori che ognuno amalgama come vuole o come può. Nella malattia esistono parole come sofferenza, rispetto, condivisione, dignità e ogni malato cerca di declinarle a suo modo. Il dolore è di chi lo vive e di chi lo condivide e, al tempo stesso, nulla è dovuto e può essere preteso, ognuno ne partecipa secondo i dettami del suo essere. La malattia non è il campo degli obblighi e dei doveri, ma solo del cuore. È la capacità di abbracciare la prova scoprendo la propria forza, accogliendo il prossimo affinché possa condividere quel momento, ma in punta di piedi.

Molte volte, negli anni in cui il cancro mi aggrediva senza lasciarmi tregua, mi sono chiuso in me stesso come un riccio, divenendo, mio malgrado, causa di sofferenza per chi mi amava. Nonostante ciò, sono stato compreso nei silenzi, nelle grida mute di aiuto e nel bisogno di solitudine. Nessuno ha mai preteso che le reazioni corrispondessero a delle aspettative, perché chi ama sa che solo al malato spetta scegliere la via del dolore. Nel tempo, quando il cancro e la fede hanno trasformato la mia anima, seppur su piani distanti e differenti, ho imparato a guardarmi con gli occhi dei miei cari, e ho capito che non è possibile urlare la propria sofferenza e decidere allo stesso tempo come gli altri debbano comportarsi nello smarrimento del dolore.

Prendo il Rosario.

Ciro stringe il suo fra le mani. Il tempo della Passione è giunto. Inizia il cammino. Il monte del Krizevac è irto, roccioso, insidioso. È un breve calvario, in cui la mia salute è messa a dura prova.

Nel pugno ho le Tue rose, Maria. Mi aggrappo alla forza e alla speranza che questi grani risvegliano nel cuore.

Nel nome del Padre, del Figlio e dello Spirito Santo.

Saliamo. Dopo pochi minuti, la sosta per la prima stazione della Via Crucis. Mi fermo e provo a riprendere fiato. Non riesco a respirare. Il mio viso si contrae in una smorfia di dolore e di angoscia. Oggi, il corpo si ribella a me, alla mia volontà di arrivare in cima. I primi passi mi sembrano lunghissimi, sono madido di sudore. Sento che mi manca l'aria. Ciro mi guarda. Si ferma. Stringe il mio braccio. Non riesco a parlare, ma con lui non è necessario. Con lo sguardo e un lieve cenno del capo gli mostro di voler andare avanti. Annuisce con dolcezza. È molto dura, il mio spirito è preparato ad affrontare la fatica e il dolore, ma il corpo non mi asseconda.

Serro nel pugno il Rosario di Maria come fosse un bastone, e proseguo nel cammino. Desidero calcare le orme di Cristo fino in fondo. Patendo e offrendo ogni pena come il mio Signore e Maestro. Non ho paura, ma soffro al pensiero di non farcela.

Annaspo.

Siamo all'inizio dell'ascesa. La stanchezza non oscura una sensazione molto particolare che avverto nel petto. La mia anima è in tumulto, il cuore si distende come un campo di grano baciato dal sole. Provo un'esultanza e una gioia a cui non sono in grado di dare un nome.

Solo al termine della scalata capirò. Il Krizevac diventerà la pietra che rotolerà via dal mio sepolcro. Un miracolo di grazia scenderà a illuminare la mia vita, il calvario della Via Crucis sarà la luce della mia Resurrezione. Dopo un travaglio voluto, scelto, abbracciato liberamente.

Signore Gesù, mi aggrappo a Te. Alla forza del Tuo esempio. Penso agli insulti, gli sputi, l'ingiusta condanna, le umiliazioni, la carne squarciata, le ferite scavate nel cuore dall'odio ingiustificato, il flagello, i chiodi nelle ossa e nell'anima, la bocca che sa di aceto amaro e la morte in un urlo di misericordia.

Dio mio, perché ti abbiamo abbandonato?

Stazione dopo stazione, accanto a me vedo uomini in cammino che amano, pregano, lodano per le grazie ricevute, cercano la Redenzione, lottano con se stessi per vivere una piena conversione, offrono con sacralità la loro esistenza, implorano il perdono e la pace.

Non tutto è perduto, Gesù.

Continuo a salire. In affanno. Con le gambe legnose. Le labbra secche. Il volto grondante di sudore, trasformato in una maschera dolente. Le mani sudice. Comprendo nel profondo cosa sia il corpo nella vita dell'uomo. Un tempio di grazia in cui far risplendere la luce e i miracoli di Dio oppure da abbrutire e sfregiare. Uno strumento per vivere ed esprimere i propri talenti, la propria vocazione, con cui amare e rispondere nella concretezza alla chiamata di Cristo, un dono che, troppo spesso, anch'io ho mal usato e maltrattato, ignorando i suoi richiami. Serro le mascelle e faccio ammenda.

Vado avanti sentendomi prostrato. Con la bocca aperta cerco di far entrare quanta più aria possibile nei miei polmoni sfiatati. La stanchezza si impadronisce di un corpo già dilaniato dal cancro. Ciro è al mio fianco. Non mi lascia un istante. Mi conforta con lo sguardo. Mi accarezza l'anima con fare fraterno. Non mi arrendo. Continuo a salire. Mi sforzo di rassicurarlo con un sorriso tirato. «*Sono fatto così.*» È preoccupato, ma non smette di incoraggiarmi. Sento la sua preghiera che mi sostiene. Siamo fratelli nell'anima. Il bene dell'uno diventa il bene dell'altro.

Resisto. Stringo i pugni mentre la salita si fa più ripida. Tornanti, sentieri che si inerpicano, pietre smussate e insidiose. A ogni passo nuove stilettate trafiggono le mie membra ferite. Le tempie martellano, lo stomaco si contorce. Sono sfiancato. Ma l'inimmaginabile sta per accadere.

L'uomo torna per sempre a essere figlio.
Cristo è sulla croce.
La croce non è stata issata per Lui, ma per tutti i Suoi figli.

Una parete rocciosa si staglia di fronte al mio sguardo.

Respiro.

Con forza.

La intravedo.

Il cielo, offuscato dalla sofferenza, si squarcia. Un orizzonte limpido irradiato dalla luce si apre davanti ai miei occhi. Nel petto si libera la potenza di una fiamma ardente. La Resurrezione è vicina.

Ecco il teatro magnifico della vita.

La croce bianca.

Le lacrime velano lo sguardo. Intravedo gli ultimi gradoni di legno e tutto il mio essere è proteso per raggiungere l'effigie della salvezza, marchiata a fuoco dentro di me. Una voce nell'anima, da silenziosa, diventa un urlo dentro e fuori di me.

Sto per spezzare le catene, Padre. Le spezzo. Eccomi.

Barcollo.

Cado ai piedi della croce. Lo sguardo perso nel cielo. È un pianto di liberazione. È un pianto di guarigione. È un pianto di dolore. È un pianto che sgorga come una sorgente d'acqua viva dal mio cuore. L'anima è in trionfo, inneggio la mia lode al Signore. Ogni peso ha abbandonato le mie fragili spalle. Ogni ferita è stata sanata. Nel suo sangue Cristo ha lavato i miei peccati, le sue piaghe aperte hanno effuso balsami miracolosi con cui il mio cuore è stato guarito.

Non sento più nessuna fatica, nessuna pena. La forza dello spirito ha rivestito di grazia il corpo dolente, nutrendolo di pace.

Mio Signore, mio Dio, in Te ho frantumato i ceppi che mi impedivano di offrirmi e di accogliere tutta la verità del Tuo amore!

Sono libero.

Sciolto dai legami vani del passato. Dalle frustrazioni inutili di una vita, da tutte le finzioni insensate. Affrancato finalmente dalle torture del cuore, da chi non vuole amare e non è capace di sperare e cambiare, vivendo nella luce di Gesù e Maria.

Libero sì. Ora e per sempre.

Ciro mi prende fra le sue braccia, come un padre culla suo figlio. Le nostre lacrime si incrociano. Piangiamo insieme, condividendo la gioia e la pace dopo tanto patire. Mi siedo sulla panca, accovacciandomi accanto a lui.

Mi parla.

«Fratello, se penso che abbiamo rimandato questa salita al monte perché non stavi bene... A dire il vero, se tu non fossi stato così convinto di salire, e se non ti avessi promesso di accompagnarti nella scalata, avrei insistito perché rinunciassi!»

Respira.

«Ero consapevole dei benefici spirituali e dell'aria di paradiso che si respira una volta raggiunta la cima. Ricordo sempre la mia prima salita nel 2007. Ma avevo paura che tu non ce la facessi ad arrivare fino in fondo. Eppure, vista la tua determinazione, mi sono detto che non era mio compito fermarti. Da fratello dovevo rispettare la tua volontà e sostenerti nel cammino, con la preghiera e la mia presenza costante.»

Silenzio.

«Ora siamo qui, in vetta, dopo una salita che è il perfetto paradigma delle fatiche che la vita impone, delle difficoltà sempre nuove che si presentano e della motivazione che spinge a superare ogni ostacolo e dolore. L'insegnamento che offre questo monte è grande! Chi ce la fa a salire, giunge in cima liberato, sciolto dai vincoli di una vita, ormai lontano da tutte le persone che vogliono farne il proprio oggetto di consumo, dalle schiavitù che sono sempre lì, pronte ad affacciarsi al primo segno di cedimento. Chi tocca la vetta ha vinto. Con questa consapevolezza abbiamo iniziato la scalata, persino più difficile del previsto, ma la preghiera ci ha sempre sostenuto e, un passo dopo l'altro, siamo riusciti a raggiungere la croce di nostro Signore Gesù.

Ti ho visto affrontare la salita con fatica, stringendo i denti di fronte al dolore. Senza fretta ci siamo fermati per riposare lungo il cammino, approfittando di ogni sosta per contemplare e ammirare la bellezza della natura che Dio ha creato. Riposando per qualche minuto abbiamo ripreso le forze, riempiendoci il cuore del silenzio di cui non sempre è possibile godere. Ci siamo sentiti più leggeri, più liberi. Poi mi hai guardato, mi hai fatto segno di riprendere il passo e io di andare piano.»

Sorridiamo.

Emozioni di fraternità.

«Ci siamo lasciati alle spalle sempre più rocce, più persone, mentre nei nostri cuori si faceva largo una vibrante comunione nella preghiera. Ti ho sentito profondamente fratello, oltre il sangue.

Continuando a salire siamo arrivati davanti alla IX stazione della Via Crucis, la III caduta di Gesù. Chiudo gli occhi e prego che, come Lui, tu ce la faccia ad andare avanti: avverto una luminosa unione tra te e nostro Signore, state salendo insieme, sulle sue orme hai accettato il carico che Dio ha posto sulle tue spalle, senza un lamento, con la pace nel cuore. Ti guardo per vedere se sei affaticato, tu mi sorridi. Penso con commozione che non può esistere gioia profonda e autentica dove non c'è dolore, un dolore conosciuto, accettato, di cui farsi carico e per cui ringraziare Dio.

E quando, infine, ci siamo trovati di fronte quella che sembra una parete di roccia, più che il prosieguo della salita, ti ho detto: "Ecco il rush finale. Su, che ce la fai". Hai stretto gli occhi per un istante, invocando e raccogliendo le forze ancora una volta. Affaticato, ammaccato, incurvato dal peso della sofferenza. Ho tirato il fiato. Ma poi mi hai sorriso e sei andato avanti.»

Gioia nel cuore.

«Alla fine, Fabio, l'abbiamo vista. In lontananza, era qui, ad attenderci. Le braccia della croce di Cristo aperte per accoglierci in un'infinita festa dell'anima. Siamo arrivati in cima, fino a queste scale di legno che portano alla croce. Ti sei buttato ai piedi della nostra fonte di salvezza, come crollato sotto il peso della salita. Per un istante ho temuto che stessi male, prima di capire che in quell'abbandono c'era la vittoria che appartiene a chi sa inginocchiarsi davanti a Lui, chinando il capo e mettendo tutto nelle Sue mani.»

Che Pace!

«Ti ho lasciato qui da solo per pochi attimi, mentre ho girato attorno alla croce leggendo qualche preghiera lasciata dai pellegrini. Me ne viene in mente una in particolare, in inglese, scritta da un bambino giunto a Medjugorje per affidare all'Onnipotente la sua guarigione: "I trust in you!".

Sotto la croce, segno della fede di un popolo, delle sofferenze di tanti raccolte e presentate al Padre, ho sentito con una forza inaspettata la presenza di Maria. Ovunque c'è una croce c'è Lei, la Madre, pronta ad accogliere il dolore di ogni figlio, per accompagnarlo a risorgere a vita nuova.»

Siamo qui.

«Fabio, Maria ti è vicina e ti protegge col suo manto, ti custodisce dal maligno perché tu possa vivere appieno il piano d'Amore che Dio ha preparato e voluto per te, da sempre.»

Le lacrime sono libere come la mia anima.

«A Medjugorje, durante ogni adorazione di Gesù, o sul Podbrdo, ai piedi del Krizevac, come la sera in cui Maria sembrava tenere la luna sul palmo della Sua mano, o quando sono davanti alla statua nel Palazzetto di Cittadella, dove Lei più volte è apparsa, sento che l'incontro tra il cielo e la terra raggiunge il suo culmine. Con la grazia di Dio e il "sì" libero dell'uomo può avere inizio una vita nuova, nella piena disponibilità a Lui: "In manus Tuas Domine!".»

Lo guardo.

Ci stringiamo, in un abbraccio che si nutre di amore fraterno.

Mi alzo. Giro attorno alla croce. La sfioro e mi fermo in un angolo. Il sole cala dietro le montagne. Il cielo si colora di mille sfumature. Scie bianche di nuvole si liberano nell'aria. Sono in pace. Mi sento libero di pensare, sognare, amare, ed essere me stesso. I macigni del mio passato sono pietre lasciate lungo questa salita. La croce è accanto a me. Allargo le braccia. Il vento muove la mia maglietta che porta scritta una frase di Chiara Amirante.

La mia casa è il mondo,
la mia terra è il cielo,
la mia patria il cuore di ogni uomo;
ed ogni persona che incontro lì il mio tesoro,
nell'oscurità delle tenebre lì la mia luce,
nello strazio dell'umanità sofferente
che grida lì il mio cuore.

Spalanco le braccia al cielo, vorrei abbracciare le nuvole.

L'anima esulta, un senso di pienezza riempie il cuore mettendomi i brividi.

Mi sento pronto per una nuova vita.

Penso allo Scarafaggio che è dentro me e alla sua paura di sentirmi vivo come non mai.

Oggi lo sono.

Osservo il mondo dall'alto, come fossi congiunto al cielo. Il mondo è in eterno movimento. E io ne sono parte.

Grazie, Scarafaggio, perché mi hai insegnato la vita, ad amarla come il dono più prezioso.

Grazie Padre, che vegli sulla mia esistenza e l'hai rivestita di luce.

Grazie a Te Maria, Grande Madre, e alla forza del Tuo amore.

Grazie a te papà, sei qui, accanto a me. Sento il calore delle tue braccia amorevoli che mi avvolgono.

Chiudo gli occhi e mi lascio trasportare in questo sogno a occhi aperti che solo l'amore più puro è capace di donare.

Immagino note che mi catturano il cuore. Un pianoforte. Yiruma. *Love me.*

Ecco il palcoscenico eterno e magnifico della Resurrezione, dove Cristo è vivo e Sua Madre è presente con il Suo manto di pace.

Ho spezzato le catene, ho saltato nell'azzurro di questa vita, nelle nuvole dell'orizzonte che abbraccio e stringo a me.

Riprendo in mano la mia vita.

Libero di essere me stesso.

«Sì, Padre. Sì, Madre. Eccomi.»

E Gioia Sia!

Post Scriptum

di Martina Imarisio Neviani

Cosa si può aggiungere dopo così tante pagine piene di emozioni, di energia e di fede? Forse nulla... Ora, qualcuno potrà chiedersi chi sono, cosa voglio raccontare e dove voglio arrivare. Per prima cosa, forse, potrei presentarmi: mi chiamo Martina, e sono nata il 16 marzo del 1995 dopo dodici intense ore di travaglio. Sono alta... o, è meglio dire, sono bassa 166 centimetri, ho i capelli lunghi e castani e gli occhi di una tonalità marrone che, con una certa luce, si avvicina molto al verde.

All'apparenza sembro introversa, ma più conosco una persona, e il rapporto si intensifica, e più riesco a trasmettere le mie emozioni. Mi piace frequentare tante persone, ma gli amici che considero veramente cari si contano sulle dita di una mano.

Uno dei pochi pregi che riesco ad attribuirmi è la capacità di ascoltare. Con questo non intendo "sentire": chiunque ha il senso dell'udito riesce a sentire. Io parlo del significato e dei sentimenti che le altre persone trasmettono con i loro discorsi. Di questo, sì, vado fiera.

Cos'altro posso dire di me? Amo viaggiare e sognare come il 90% degli adolescenti. Altre cose che adoro sono la musica e la natura. La musica, perché trasmette emozioni che non sembravano nemmeno esistere, e perché ognuno di noi riesce a ritrovare se stesso in qualche frase di una qualsiasi canzone. La musica credo davvero che sia come una magia, come quella che si legge nei libri di Walt Disney. Riesce a entrare dentro e difficilmente ne esce. Poi mi piace la natura: identificarmi con essa, ammirare la sua forza. Pensate solo a uno tsunami. Certo per noi è distruttivo ma è così potente, così incredibile che non può non lasciare senza fiato. Oppure pensate alla perfezione degli animali, del loro adattamento all'habitat in cui vivono o per meglio dire all'ambiente in cui, spesso e volentieri, noi uomini li costringiamo a vivere.

Accanto alle cose che mi piacciono, ce ne sono anche altre di cui farei a meno! Ad esempio gli addii o anche solo gli arrivederci. Quelli di fine estate, fine vacanza, fine scuola. Lasciano troppa malinconia che certo passa, ma lì per lì è difficile da affrontare. Poi, odio le bugie, l'odore delle sigarette, le zucchine e, più di tutto, non sopporto l'odio in sé e per sé. Perché sono convinta che ci vorrebbe meno odio e un po' più d'amore a questo mondo... Proprio in questi ultimi giorni mi sono trovata a riflettere su queste cose. In continuazione al telegiornale si parla di omicidi, suicidi, genocidi e chi più ne ha più ne metta! Io vorrei che qualcuno mi spiegasse come si può detestare così tanto la propria vita o quella di un altro! Si possono subire torti o farne, avere ragione, sbagliare, ma perché arrivare a tanto? Sono cose che proprio non concepisco. Ma da cristiana, più o meno brava, so perfettamente che se non esistesse il male non ci sarebbe nemmeno il bene.

La fede.

Ognuno ha il suo modo di viverla, questo è sicuro. Domenica scorsa, però, ho assistito all'omelia di un frate cappuccino durante la messa e ho sentito una sacrosanta verità: «*Chi ci separerà da Dio?*». Qualunque esso sia, non sono qui a fare distinzioni o discriminazioni. Non c'è amore più vero e puro di quello che proviamo nei Suoi confronti e che Lui prova nei nostri. Niente al mondo, se la fede ha radici ben salde, permetterà mai di dubitare di questo amore. Questo lo dico con i miei sedici anni sulle spalle, che non sono tanti sicuramente, ma sono abbastanza per ricordare agli adulti che noi ragazzi non viviamo in un mondo di fiabe. Al giorno d'oggi, diversi miei coetanei hanno già dure esperienze alle spalle e possono sembrare solo dei poco di buono. Ma vorrei che nessuno dimenticasse che, in un futuro non molto lontano, saremo noi gli uomini e le donne di domani e, oggi, abbiamo bisogno di guide forti. Perciò, l'unico consiglio che mi sento di dare agli adulti, con tutto il rispetto e il bene del mondo, è di darsi una mossa, perché il tempo è prezioso!

Forse sto divagando un po'...

La verità è che, finalmente, mi trovo a scrivere qualcosa che qualcuno leggerà. Da sempre, butto giù pensieri e chilometri di lettere che nessuno legge. E sono talmente tante le cose di cui vorrei parlare che perdo il filo del discorso! Forse, però, il modo più semplice che ho per arrivare nei cuori delle persone è parlare della mia quotidianità, una cosa che tocca tutti senza esclusioni. "Quotidianità" è una parola che fa pensare alla monotonia, ma io mi sono resa conto che non è affatto così.

Ogni giorno è unico.

Ieri, per esempio, è stato il primo giorno di scuola. A parte la tristezza del lasciarsi alle spalle un'estate meravigliosa, c'è stata una cosa che mi ha stupita, una semplice domanda che, in realtà, così scontata non è. Un professore ha chiesto alla mia classe: «*Ragazzi, c'è una cosa che mi incuriosisce e che vorrei sapere: quanti di voi hanno un sogno?*». Ci ho pensato un attimo e poi ho alzato la mano. Il mio sogno è questo: scrivere e trasmettere emozioni. Per realizzarmi nella vita comincio a capire che la mia strada potrebbe essere questa! Raccontare nei libri di me, della mia fantasia e dei miei sogni. Non a caso, il luogo che preferisco più di ogni altro, e in cui ritrovo una parte di me, è la libreria. Sentire l'odore della carta appena stampata, vedere i colori delle più strane copertine, sapere che ogni libro parla da sé, leggere le storie di persone che hanno voluto condividere la loro vita, e quindi testimoniare. Come ci suggerisce papa Benedetto XVI è necessario fare della nostra vita un capolavoro. Penso a Madre Teresa di Calcutta che, con il suo servire Gesù e l'uomo, ha segnato il secolo scorso. La sua vita è la santità. Perché non prendere esempio e diventare grandi anche noi? Ognuno nel suo campo.

Dio ha programmato tutto affinché ciascuno avesse una strada unica da percorrere. Perché prendere le decisioni sbagliate? Perché forzarci in un cammino che non è il nostro? Siamo tutti chiamati a qualcosa: che sia la fede, la medicina, la danza, la musica, l'arte, la filosofia, la letteratura. Tutti abbiamo un telefono vicino al nostro cuore. Un bel giorno, inaspettato, il Signore ci chiama e sta a noi decidere se rispondere o meno. La cosa su cui mi interrogo è: perché non farlo? Vi faccio un esempio: chiunque di noi ha un gruppo di amici, conoscenti e familiari intorno a sé, ma quanto è difficile trovare il tempo per ognuno di loro? Cavoli, per me è una cosa impossibile! Poi guardo Dio. Lui ha più di sei miliardi di persone intorno a sé, amici e anche nemici, eppure trova il tempo per tutti. Per ognuno di noi. È una cosa assolutamente pazzesca! Oltretutto c'è di più: non pretende nemmeno di essere ascoltato! Lascia tutte le scelte nelle nostre mani.

Quello che sto raccontando, forse, può sembrare un po' vago ma è perfettamente legato da un filo che passa per il cuore e per l'anima di questo racconto. Nella mia mente stanno passando migliaia di pensieri al secondo e farli coincidere tutti non è semplice.

Ho cominciato a riflettere su Dio da poco tempo, perciò quello che ho scritto va preso con le pinze, insomma, sono interrogativi importanti a cui è difficile dare risposte in pochi giorni! Forse, qualcuno potrebbe chiedersi: «*Per quale ragione una ragazzina di sedici anni si pone queste domande?*». La risposta è semplice: di recente ci sono stati tre eventi che hanno "rivoluzionato" la mia vita. Il primo è stato il pellegrinaggio a Medjugorje e l'incontro con Chiara Amirante e la sua Comunità. Il secondo, il campo estivo con la mia parrocchia. Del terzo, be', parlerò alla fine perché è la ragione che c'è dietro queste pagine!

Le emozioni vissute a Medjugorje sono state ineguagliabili, la sensazione di pulizia interiore, di pace e di serenità è possibile trovarla solo in certi luoghi e con certe persone a fianco. È stata una vera e proprio ventata d'aria fresca. Come se in tutti questi anni avessi trattenuto il respiro e fossi riuscita a riprendere aria solo dopo quell'Incontro. Di quale incontro sto parlando? Quello con Dio, ovviamente. Forse lo paragonerei al primo giorno di scuola in cui l'insegnante chiama il tuo nome, tu ti alzi in piedi e parli di te, insomma ti presenti. L'unica differenza è che il Signore mi conosceva già. Ero io che sapevo poco di lui. Sono sempre stata credente, ma non ho mai avuto un rapporto di amicizia con Dio. Ora che sto cominciando a conoscerlo meglio, vedo tutto in modo diverso, sono emozionata e, probabilmente, più felice.

Dopo Medjugorje è arrivato il campo con la parrocchia. Ero con i miei amici, mi divertivo e sentivo la Sua presenza. Durante quella settimana mi sono state poste delle domande difficili a cui non avevo mai pensato. Ad esempio: «*Tu chi sei?*», «*Qual è lo scopo della tua vita?*». Chiedermi queste cose, forse, un po' mi ha sconvolta, ma non posso fare altro che ringraziare perché mi ha aiutato a crescere. Almeno un pochino. Se penso all'adorazione... Sono stata sveglia dalle tre alle cinque del mattino e, nonostante la stanchezza che si faceva sentire (soprattutto la mattina dopo!), mi sono sentita leggera, quasi sollevata da terra. In pace con tutti. In più, ho ricevuto un regalo immenso: alle tre, prima di entrare nella chiesa, sono uscita in giardino, ho alzato gli occhi al cielo e la notte era colma, anzi stracolma, di stelle meravigliose. Brillavano tutte di una luce immensa, come se mi stessero dando un assaggio di quello a cui potrei andare incontro: un posto straordinario.

A pensarci bene, accanto a tutte queste esperienze importanti, mi sono successe anche cose meno belle nell'ultimo anno. L'amarezza per quell'amica che mi ha tradita, per qualche voto a scuola che non mi rappresenta per niente. Ma sono convinta che dagli errori si possa sempre imparare. Ed ecco che, quando mi sento giù, cerco di ricordarmi una frase di un film che, all'incirca, fa così: «*L'essere umano è in grado di fare due cose per bene: perdonare e andare avanti*». Concordo pienamente, anche se so quant'è difficile sia perdonare che andare avanti... Sono come due montagne molto, molto ripide che, però, in cima hanno una vista grandiosa!

A questo punto, ho parlato davvero troppo e voglio concludere raccontando della terza cosa, dopo Medjugorje e il campo con la parrocchia, che mi ha resa felice nell'ultimo anno. Voglio parlarvi di Fabio, che per me è un vero e proprio fratello maggiore. Ci siamo conosciuti pochi mesi fa, a giugno. La scuola era appena finita e io, forse, avevo bisogno di conoscere persone nuove e di distrarmi dopo un periodo pesante. Eravamo a Medjugorje e, mettici il posto, mettici l'atmosfera, tra di noi si è creato un legame molto forte che, nel tempo, ha trovato modo di crescere per bene. Mi ricordo che ci conoscevamo veramente da pochi giorni, quando ho avuto l'occasione di ascoltare la sua testimonianza. Le sue parole mi hanno sorpreso, la sua forza mi ha sconvolto. Incontrare il cancro e avere il coraggio di combatterlo fino in fondo mi è sembrato incredibile! Davvero non so se, al suo posto, mi sarei comportata nello stesso modo. Insomma, ognuno di noi vive con l'incertezza del domani ma, nel suo caso, questa incertezza è elevata all'ennesima potenza perciò, nei suoi panni, non so se sarei riuscita a mantenere la calma e la forza per sorreggere me stessa. E anche tutte le persone vicine, senza scoraggiarle.

Ho capito che la sua fede e la sua serenità lo hanno portato dov'è ora. Una è la conseguenza dell'altra. Fabio ha avuto la fortuna di conoscere l'amore di Dio e di testimoniarlo nonostante la sofferenza, questo è il vero miracolo attuale. Fra noi è nata una bella amicizia fraterna destinata a portare grandi cose a entrambi, ne sono convinta!

Peccato solo per la lontananza...

Parlando con lui, ho potuto conoscere meglio la sua vita, il suo lavoro, la passione per la scrittura che ci unisce. Fabio si è interessato a me, ai miei sogni, mi ha chiesto se scrivevo, se tenevo un diario, se mi era mai passato per la testa di scrivere un libro. Come non avevo mai fatto con nessun altro, gli ho mandato alcuni appunti, per fargli capire quello che intendevo per «cominciare a scrivere qualcosa». È stata una grande emozione perché, in realtà, non immaginavo che qualcuno, un giorno, avrebbe letto i miei pensieri, scoprendo la fantasia che mettevo nei miei piccoli "romanzi". Abbiamo cominciato a camminare insieme e ci siamo conosciuti meglio. Abbiamo scoperto che, a parte la passione per la scrittura, abbiamo diverse cose in comune, una di queste erano i problemi di cuore. Entrambi, anche se in modi diversi, avevamo sofferto per amore. Questo ci ha portato a confrontarci, a raccontarci come eravamo arrivati fino a quel punto della nostra vita. Con lui mi sono sentita libera di essere me stessa e di confidarmi finché l'intreccio delle nostre vite mi ha portata a esser parte del suo romanzo con alcuni piccoli pensieri. L'emozione è arrivata alle stelle, insieme a felicità e stupore! Mi sono ritrovata nel cuore della notte, con il computer sulle gambe, a scrivere quello che mi passava per la testa, perché l'unico consiglio che Fabio mi ha dato è stato di scrivere di getto, liberamente, tutto ciò che mi passava per la testa, fiumi e fiumi di parole così come mi venivano dal cuore. Quando ho cominciato a raccontare di me, esattamente non avevo idea di come andare avanti. Eccetto che in prima elementare e in prima media, nei temi d'inizio anno, non mi era mai capitato di dover parlare di me per iscritto. Erano sempre bastati il mio nome e il mio cognome, il resto era lì davanti ai miei insegnanti. Chiaro e trasparente. La mia faccia, il mio fisico e la mia timidezza, chiunque riusciva a vederli. Nonostante qualche timore, però, ho iniziato questo viaggio insieme a Fabio. Portarlo fino in fondo, e standogli accanto, mi ha resa fiera e più sicura di me. Finalmente, un sogno che tenevo ben nascosto nel cassetto ha avuto modo di rivelarsi. Fabio ha curato il mio piccolo sogno e mi ha aiutata a crederci. Come la sua vita che è un intero sogno realizzato!

A questo punto, credo di aver scritto abbastanza. Non ho altro da aggiungere, vorrei solo abbracciare Fabio e dirgli «grazie» perché, oggi, con lui ce l'ho fatta anch'io.

Grazie Infinitamente Grazie

Penso al sogno. Penso a chi crede e a chi cerca. Penso a chi è in cammino. Penso a chi non ascolta. Penso a chi non guarda. Penso a chi ama e a chi ha le sue ferite sul cuore e nell'anima. Penso a chi vive in un involucro che non è il suo. Penso al buio e alle tenebre. Penso alla grazia e alla gioia. Penso al dono della luce e della rinascita. Penso all'amore.

Grazie a chi vive in me.

A mio padre, a mia madre e a mio fratello Alesssandro. A Chiara. A Davide. A Martina. A Giacomo. A Filippo, Patrizia e Bea. A Ida. A Damiano. A Claudio e Barbara. A Emanuele. A Barbara e Donatella. A Angelo. A Renato. A Sarah. A Pietro Maria.

Grazie a chi è con me, ovunque io sia e a chi ha scelto di accompagnarmi sulla Collina.

A Emiliano. A Monica. A Cristina e Bea. A Fernando. A Giuseppe. A Lorena. A Graziana. A Paola. A Gianluca e Maria Antonietta. A Luca e Cristiana. Al prof. Aldo Pinchera e alla dott.ssa Eleonora Molinaro. Al prof. Antonio Gasbarrini. A Ada, Mariarita, Vittorio. A Pierfrancesco. A Federica. A Marilena e Marcello. A Claudio. A Annamaria e Antonio. A Annarita. A Sara, Vanna, Katia.

Grazie a chi a creduto in questo sogno a occhi aperti, al mio editor Diego Manetti e a tutta la Piemme.

A Mara, che ha stretto le mie mani condividendo ogni singola parola di questo racconto.

A tutti i fratelli e le sorelle di Nuovi Orizzonti e al popolo dei Cavalieri della Luce. Allelu-ja!

E Gioia Sia!